DOSSIERS MALOINE DE L'INFIRMIÈRE

CARDIOLOGIE

Soins infirmiers dans les maladies du cœur et des vaisseaux

OUVRAGES DANS LA MÊME COLLECTION :

(mêmes auteurs)

- Pneumologie, 2005
- Diabète, endocrinologie, *à paraître*
- Neurologie, *à paraître*
- Gastro-entérologie, *à paraître*
- Vigilances, transfusions, *à paraître*

Collection « Dossiers Maloine de l'infirmière »
sous la direction de J.-F. d'Ivernois

CARDIOLOGIE

Soins infirmiers dans les maladies du cœur et des vaisseaux

Christophe Prudhomme
Marie-France Brun

ÉDITIONS MALOINE
27, RUE DE L'ÉCOLE-DE-MÉDECINE - 75006 PARIS
2005

POUR EN SAVOIR PLUS :
(chez le même éditeur)

- Prudhomme C., Pauchet-Traversat A.F., d'Ivernois J.F., *Dico infirmier*, 2004
- Prudhomme C., *Guide poche infirmier*, 4e éd., 2003
- Prudhomme C., *Guide poche infirmier des médicaments*, 2004
- Prudhomme C., *L'infirmière et les urgences*, 4e éd., 2003
- Pauchet-Traversat A.F. et coll., *Soins infirmiers : fiches techniques*, 4e éd., 2003
- Schäffler A., Schmidt S., *Anatomie, physiologie, biologie*, 2e éd., 2004
- Schäffler A., Menche N., *Médecine et soins infirmiers*, 2e tirage, 2002
- Delamare J., *Dictionnaire Maloine de l'infirmière*, 3e éd., 2002
- Blacque-Belair A. et N., *L'infirmière et les examens biologiques cliniques*, 2e éd., 4e tirage, 2003
- d'Ivernois J.F., Gagnayre R., *Apprendre à éduquer le patient*, 2e éd., 2004
- Aehlert B., *L'ECG rendu facile*, 2003
- Dubin D., *Lecture accélérée de l'ECG*, 5e éd., 2003

Illustrations

Toutes les illustrations sont de Sandrine Fellay sauf :
- Figures 2.3, 2.4 et 3.1 : © P. et M. Gusta
- Figure 9.1 : © C. Martinet
- Figure 4.5 : *Biologie, Anatomie, Physiologie*, 5th edition, 2003 © Elsevier, Urban & Fisher Verlag, Munich
- Figures 2.2, 2.8, 2.9, 5.1, 5.2, 10.1 et 11.3 : *Innere Medizin für Pflegeberufe* © Georg Thieme, Stuttgart

Photocomposition : **SCM**, Toulouse

Dépôt légal : janvier 2005 - ISBN : 2-224-02875-X
Achevé d'imprimer par Bookprint, Espagne, en Décembre 2004

AVANT-PROPOS

Il est souvent difficile pour les étudiant(e)s infirmier(e)s d'effectuer la synthèse des différentes connaissances qui s'accumulent au fil des années, afin de pouvoir non seulement réussir les nécessaires examens mais surtout être performants et efficaces au niveau des soins.

Cet ouvrage propose une présentation simple et facilement accessible des éléments les plus importants concernant les maladies du cœur et des vaisseaux.

Ses objectifs sont de repérer l'essentiel des symptômes, de comprendre les mécanismes physiopathologiques, pour pouvoir contribuer au traitement et réaliser les soins avec professionnalisme.

Toutes les pathologies sont décrites selon le même plan :
- L'essentiel à retenir
- Définition et causes
- Épidémiologie
- Signes et symptômes
- Investigations
- Évolution, complications, pronostic
- Thérapeutique
- Éducation thérapeutique
- Objectifs des soins infirmiers

Par ailleurs, des encadrés « Comprendre », « Urgence » et « Soins » mettent en lumière les points essentiels. S'y ajoute une partie « Informations pharmacologiques » permettant de se repérer dans les indications et les effets secondaires des différentes classes de médicaments citées.

Enfin, chaque chapitre se termine par un test d'auto-évaluation : une centaine de questions permettent de vérifier l'appropriation des différentes notions présentées dans ce fascicule.

Nous espérons que cet ouvrage apportera une aide efficace à tous les étudiants qui apprennent leur métier de soignant.

Christophe Prudhomme
Médecin
Hôpital Avicenne, Bobigny

Marie-France Brun
Infirmière, pédagogue

TABLE DES MATIÈRES

HYPERTENSION ARTÉRIELLE (HTA)

L'essentiel à retenir

- La mesure de la pression artérielle doit respecter un certain nombre de règles pour être fiable.
- Dans 95 % des cas, la cause de l'hypertension est inconnue et on parle d'hypertension artérielle essentielle.
- L'objectif du traitement de l'hypertension artérielle est d'assurer la prévention des complications cardiovasculaires, telles que l'accident vasculaire cérébral et l'infarctus du myocarde.
- Le traitement fait toujours appel aux mesures hygiéno-diététiques, d'autant plus importantes que le patient cumule plusieurs facteurs de risques.
- Le traitement médicamenteux utilise différentes classes de produits utilisés en mono-, en bi- ou en trithérapie en fonction de la gravité de la maladie. Les diurétiques représentent la classe thérapeutique essentielle.
- L'objectif tensionnel est l'obtention d'une PA < 140/90 mmHg chez tout hypertendu (150/90 mmHg chez le sujet âgé).
- La crise hypertensive associée à des symptômes neurologiques et/ou cardiovasculaires nécessite une prise en charge en urgence.

DÉFINITION ET CAUSES

- Au-delà de 140/90 mmHg, la pression artérielle est considérée comme anormale.
- Dans 95 % des cas aucune cause n'est retrouvée et on parle d'hypertension artérielle essentielle. Mais de nombreux facteurs déclenchants sont connus : surpoids, alimentation trop salée, diabète, stress et surmenage permanent.
- Les autres causes sont surrénales (phéochromocytome, syndrome de Conn, syndrome de Cushing), rénales (atteinte des artères rénales, néphropathies) ou toxiques/médicamenteuses (œstroprogestatifs, vasoconstricteurs nasaux, corticoïdes, réglisse, antiinflammatoires non stéroïdiens…).

Comprendre

- La pression artérielle est variable en fonction des contraintes physiques ou psychologiques : « effet blouse blanche » !
- En cas de doute, la mesure ambulatoire de la pression artérielle (MAPA) et l'épreuve d'effort sont utiles.
- L'automesure tensionnelle nécessite une technique rigoureuse acquise à la faveur d'une éducation du patient.

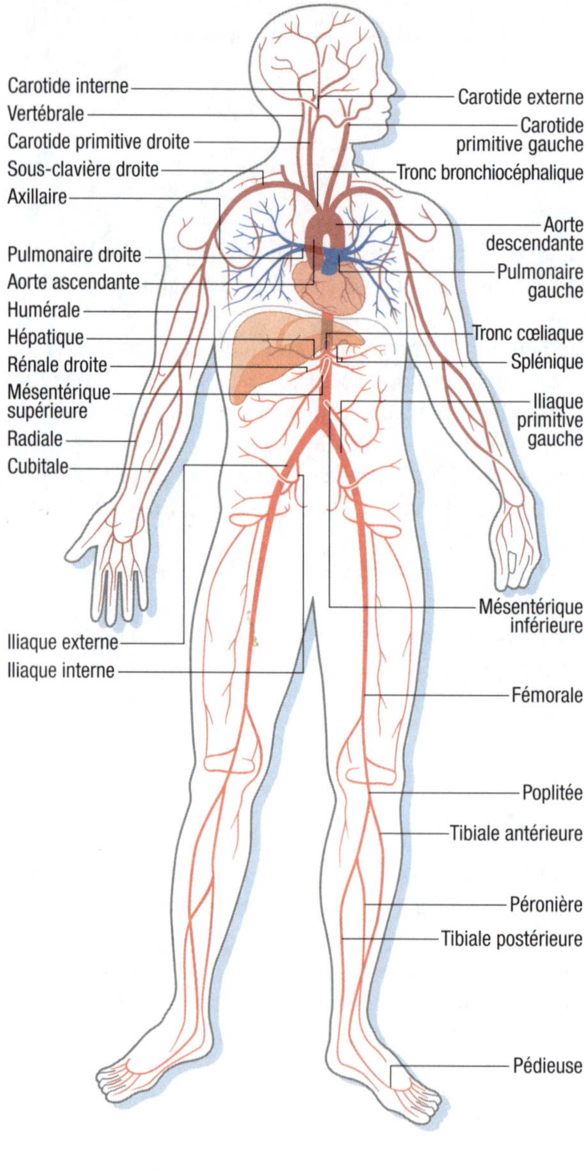

Figure 1.1 : Principales artères chez l'homme

Tableau 1.1 : Degrés de sévérité de l'hypertension artérielle selon l'OMS (Organisation mondiale de la santé).

Catégorie	PA systolique	PA diastolique
Optimale Normale Normale haute	< 120 < 130 130-139	< 80 < 85 < 85-89
Grade 1 HTA légère Sous-groupe limite	140-159 140-149	90-99 90-94
Grade 2 HTA modérée	160-179	100-109
Grade 3 HTA sévère	⩾ 180	⩾ 110
HTA systolique isolée Sous-groupe limite	> 140 140-149	< 90 < 90
Crise hypertensive	Élévation des chiffres tensionnels > 230/120 mm Hg avec des signes neurologiques et/ou cardiologiques menaçant le pronostic vital	

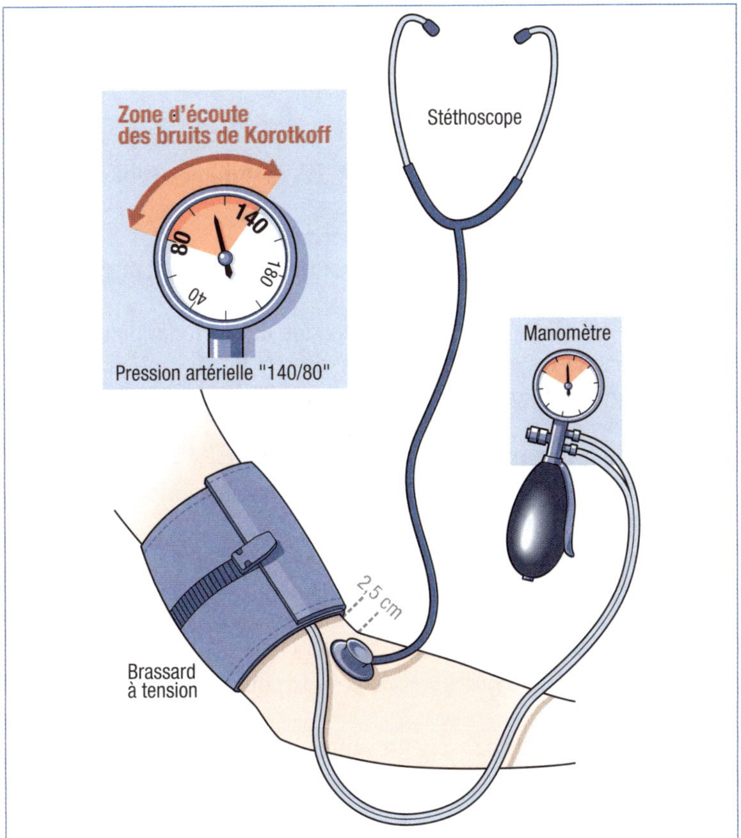

Figure 1.2 : Mesure de la pression artérielle

Soins – Réaliser une mesure fiable de la pression artérielle

Vérifier et adapter le matériel : sphygmomanomètre et stéthoscope

- Taille de brassard choisie en fonction du périmètre et de la longueur du bras (la poche gonflable couvre les 2/3 de la circonférence du bras, si longueur de poche insuffisante surestimation de la PA).
- Étanchéité et intégrité du brassard, de la poche gonflable, de la tuyauterie et de la valve.
- Contrôle de la mise à zéro du manomètre (aiguille sur le 0) avant le gonflage.
- Si appareil à colonne de mercure : ajuster la colonne verticalement à hauteur des yeux, vérifier l'absence de dépôt de mercure le long de la colonne.
- Stéthoscope en bon état, embouts propres et adaptés.
- Programme de maintenance annuelle du matériel et étalonnage.

Vérifier les conditions auprès du patient

- Au calme depuis 15 minutes : absence d'émotions particulières ou d'efforts.
- En position allongée.
- Choix du bras pour la mesure : absence de lésions, de problèmes vasculaires, chirurgicaux, fistule artério-veineuse, absence de perfusion…
- Dégagement du bras : relâchement musculaire, absence de serrage vestimentaire, avant-bras soutenu au niveau du cœur.

Maîtriser la technique de prise

- Ajustement du brassard : poche gonflable centrée sur l'artère, bord inférieur à 2 ou 3 cm de la pliure du coude, fixation correcte.
- Repérage de l'artère humérale au stéthoscope.
- Gonflage : pression à 30 mmHg au-dessus de la PA systolique estimée (à partir de la disparition des bruits).
- Assurer un dégonflage lent : 2 à 3 mmHg par seconde.
- Écoute des bruits : apparition (pression systolique ou maximale) et disparition (pression diastolique ou minimale).
- Toute anomalie de gonflage et/ou dégonflage signale un dysfonctionnement ; un dégonflage trop rapide sous-estime la PA systolique et surestime la PA diastolique.
- Si appareil automatique : programmer l'intervalle des prises et les fourchettes d'alarmes en fonction des besoins.

Connaître et interpréter les chiffres tensionnels du patient

- Connaissance de l'objectif de la surveillance tensionnelle : orientation diagnostique, surveillance des effets d'un traitement.
- Mesures effectuées en position allongée puis debout (pendant 1 à 2 minutes) si recherche d'une hypotension orthostatique.
- Mesures effectuées aux deux bras : recherche d'une anomalie unilatérale (rétrécissement) ; si anomalie connue, la mesure s'effectue du côté où le chiffre tensionnel est le plus élevé.
- Mesures répétées à intervalles courts aux deux bras pour confirmation des variations éventuelles.
- Chez certains patients les bruits peuvent être entendus jusqu'à 0 : ceci doit être signalé.
- Connaissance de l'objectif tensionnel recherché pour le patient : en fonction de sa pathologie, de ses traitements.

ÉPIDÉMIOLOGIE

- 7 millions d'hypertendus en France.
- L'hypertension multiplie par deux le risque de mortalité cardiovasculaire (accident vasculaire cérébral, infarctus).

SIGNES ET SYMPTÔMES

- La plupart des patients n'ont en général aucun symptôme et l'augmentation de la pression artérielle est de découverte fortuite. Les chiffres de pression artérielle sont élevés. Sinon le reste de l'examen clinique est normal au début dans l'hypertension primaire.
- Certains patients se plaignent de sensations de tension ou de céphalées, de palpitations, de vertiges ou d'épisodes de sueurs, en particulier à l'effort.
- Chez les patients avec une hypertension secondaire, s'ajoutent les symptômes de la maladie causale.

Comprendre

La question essentielle est celle du retentissement de l'HTA sur l'organisme :

- Pour lutter contre la pression trop élevée dans les vaisseaux, le cœur doit fournir un travail plus important → le muscle cardiaque s'hypertrophie puis se fatigue → insuffisance cardiaque.
- Les vaisseaux soumis en permanence à une pression élevée s'altèrent, perdent leur élasticité et se calcifient → artériosclérose.

Le retentissement de l'HTA sur l'organisme est classé en 3 stades par l'OMS :

- **Stade I** : aucune atteinte organique.
- **Stade II** : participation organique (hypertrophie cardiaque gauche et/ou modifications rétiniennes liées à l'hypertension artérielle).
- **Stade III** : lésions organiques liées à l'hypertension : cœur (insuffisance cardiaque gauche), cerveau (hémorragie cérébrale, encéphalopathie hypertensive...) et yeux (hémorragies rétiniennes).

INVESTIGATIONS

Bilan minimum :

- Dosages sanguins : créatininémie, kaliémie, glycémie, uricémie, cholestérol, hématocrite.
- Examens urinaires : recherche d'hématurie, de protéinurie par bandelette réactive.
- ECG : reconnaissance d'atteintes cardiaques liées à l'hypertension.
- Cliché de thorax pour évaluer la taille du cœur.
- Fond d'œil en cas d'HTA de grade 2 ou 3 pour rechercher des signes de rétinopathie hypertensive (exsudats, hémorragies).

Examens spécialisés en cas d'hypertension secondaire : dosages hormonaux, imagerie des artères rénales (écho-Doppler, angiographie, angioscanner, angio-IRM).

ÉVOLUTION, COMPLICATIONS ET PRONOSTIC

Plus une hypertension artérielle persiste, plus la pression artérielle est élevée et plus grand est le danger de complications. Des lésions sont à craindre en particulier au niveau des organes suivants :

- **Vaisseaux**. La pression artérielle élevée accélère très fortement le développement de l'artériosclérose dans tous les vaisseaux artériels. La sévérité de ces lésions peut être correctement estimée par l'examen des vaisseaux rétiniens au fond d'œil.
- **Yeux**. Les lésions rétiniennes liées à l'hypertension vont de l'hémorragie rétinienne jusqu'à la cécité complète.
- **Cœur**. Comme le ventricule gauche doit pomper contre les résistances augmentées de la circulation générale, il se développe une hypertrophie cardiaque gauche. Par ailleurs, il existe souvent une maladie coronaire par artériosclérose des vaisseaux coronaires.
- **Reins**. En cas d'hypertension évoluant sur plusieurs années, une atrophie rénale artério-

sclérotique se développe du fait des modifications des parois artérielles. Les conséquences sont une insuffisance rénale qui peut devenir totale et définitive.
- **Cerveau**. L'accident vasculaire cérébral est la plus importante des complications cérébrales de l'hypertension.

THÉRAPEUTIQUE

Dans les formes d'hypertension secondaire, la cause sera, si possible, éliminée. En dehors de l'arrêt du médicament ou de la suppression du toxique en cause, les principaux traitements mis en œuvre sont l'exérèse d'une tumeur surrénalienne et le traitement d'une sténose de l'artère rénale par dilatation ou par chirurgie.

Dans les autres cas, en fonction du degré de risque, évalué à partir du grade de l'hypertension et de l'existence d'un ou plusieurs facteurs de risque, la stratégie thérapeutique comprend toujours un traitement non médicamenteux (mesures hygiéno-diététiques) qui sera associé d'emblée ou en cas de résultat insuffisant à un, puis deux, voire trois médicaments antihypertenseurs de classes différentes.

Voir schéma, ci-dessous.

Mesures hygiéno-diététiques

- Perte de poids, augmentation de l'activité physique.
- Limitation de la consommation de sel (maximum 6 g de chlorure de sodium/jour).
- Régime pauvre en graisses saturées et en cholestérol.
- Limitation de la consommation d'alcool et arrêt du tabac.

Ces mesures permettent souvent d'obtenir une normalisation des chiffres tensionnels ; en cas d'échec, un traitement médicamenteux est indiqué.

Traitement médicamenteux

Six classes de médicaments antihypertenseurs sont utilisées :
- Les diurétiques.
- Les bêtabloquants.
- Les inhibiteurs de l'enzyme de conversion (IEC).
- Les inhibiteurs calciques.
- Les antagonistes de l'angiotensine II.
- Les antihypertenseurs centraux et les vasodilatateurs.

Voir schéma, page suivante.

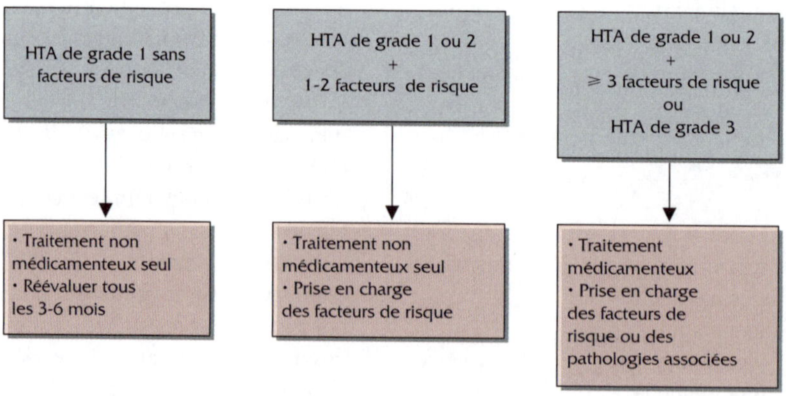

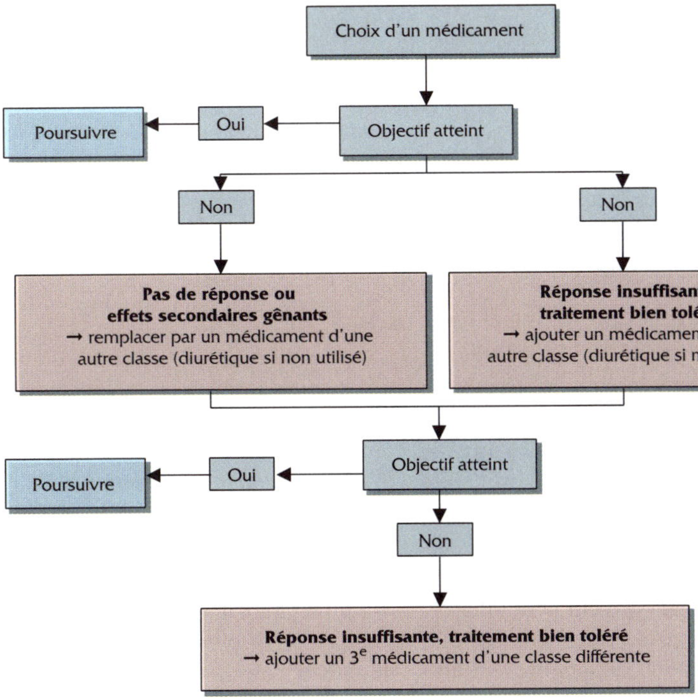

Informations pharmacologiques

Diurétiques

Propriétés – Mécanismes d'action

Action par élimination du sodium (et donc d'eau) dans les urines, ce qui entraîne une diminution du débit cardiaque et donc une baisse de la tension.

Diurétiques hyperkaliémiants (diurétiques de l'anse, thiazidiques et apparentés)

Propriétés – Mécanismes d'action

L'élimination du sodium au niveau du rein est accompagnée de celle de potassium.

Effets secondaires – Surveillance

- Hyponatrémie, déshydratation, hypovolémie avec hypotension orthostatique (troubles aggravés en cas de régime sans sel trop strict) → réduction de la posologie ou arrêt.
- Hypokaliémie → apport de potassium ou association à un diurétique épargneur de potassium.
- Encéphalopathie hépatique en cas de cirrhose évoluée → arrêt immédiat.
- Crise de goutte (élévation de l'uricémie).

Produits disponibles (exemples)

Furosémide (Lasilix®)
Bumétamide (Burinex®)
Hydrochlorothiazide (Esidrex®)
Indapamide (Fludex®)
Furosémide + diurétique épargneur de potassium : Aldalix®
Thiazidique + diurétique épargneur de potassium : Aldactazine®, Modurétic®

Diurétiques épargneurs de potassium

Propriétés – Mécanismes d'action

Le sodium est éliminé mais le potassium est réabsorbé du fait d'un antagonisme de l'aldostérone (hormone rénale régulant le bilan du sodium et du potassium au niveau du rein).

Effets secondaires – Surveillance
- Troubles digestifs, réactions cutanées allergiques.
- Risque d'hyperkaliémie (accrue par l'hyperglycémie chez les diabétiques).
- Pour la spironolactone (par ex. Aldactone®) : tension mammaire, voire gynécomastie, impuissance, troubles des règles.

Produits disponibles (exemples)
Spironolactone (Aldactone®)
Amiloride (Modamine®)

Bêtabloquants

Propriétés – Mécanismes d'action
Action par blocage des récepteurs bêta du système sympathique au niveau du cœur, ce qui diminue sa fréquence et sa contractilité, à l'origine d'une baisse de la pression artérielle.

Effets secondaires – Surveillance
- Bénins : asthénie transitoire, bradycardie.
- Rares mais imposant l'arrêt du traitement : bradycardie sévère, hypotension, BAV, insuffisance cardiaque, crise d'asthme, hypoglycémie, éruptions cutanées, syndrome de Raynaud.
- Divers : insomnie et/ou cauchemars, impuissance, troubles digestifs, sécheresse des yeux, chute de cheveux.

Produits disponibles (exemples)
Acébutolol (Sectral®)
Aténolol (Ténormine®)
Bisoprolol (Détensiel®, Soprol®)
Céliprolol (Célectol®)
Métoprolol (Lopressor®, Séloken®)
Pindolol (Visken®)
Propranolol (Avlocardyl®)
Bêtabloquant + diurétique : Bêta-Adalate®, Logroton®, Ténordate®, Trasitensine®.

Inhibiteurs calciques

Propriétés – Mécanismes d'action
Action directe au niveau du tonus des vaisseaux qui entraîne une vasodilatation et donc une chute de la pression artérielle.

Effets secondaires – Surveillance
- Œdèmes des jambes.
- Céphalées, rougeur du visage.
- Bradycardie, hypotension et troubles de la conduction cardiaque.

Produits disponibles (exemples)
Amlodipine (Amlor®)
Diltiazem (Mono-Tildiem®)
Nicardipine (Loxen®)
Nifédipine (Adalate LP®, Chronadalate®)
Vérapamil (Isoptine LP®)
Inhibiteur calcique + bêtabloquant : Bêta-Adalate®, Ténordate®.
Inhibiteur calcique + inhibiteur de l'enzyme de conversion : Ocadrik LP®.

Inhibiteurs de l'enzyme de conversion de l'angiotensine (IEC)

Propriétés – Mécanismes d'action
Action sur le système hormonal rénal (système rénine-angiotensine-aldostérone) qui régule la tension artérielle. L'inhibition de l'enzyme de conversion bloque la production de l'angiotensine II qui est un puissant vasoconstricteur. La vasodilatation qui en résulte entraîne une baisse de la pression artérielle.

Effets secondaires – Surveillance
- Toux sèche persistante nécessitant l'arrêt du traitement (10-15 % de l'ensemble des patients).
- Hypotension brutale et/ou insuffisance rénale en cas d'association à des diurétiques ou à un régime sans sel.
- Céphalées, asthénie, nausées, diarrhée, crampes musculaires, chute des cheveux.

Produits disponibles (exemples)
Captopril (Lopril®)
Énalapril (Rénitec®)
Lisinopril (Zestril®)
Périndopril (Coversyl®)
Ramipril (Triatec®)
IEC associé à un diurétique : Acuilix®, Captéa®, Co-Rénitec®, Ecazide®, Fozirétic®, Zestorétic®.

Antagonistes de l'angiotensine

Propriétés – Mécanismes d'action
Action sur le système hormonal rénal (système rénine-angiotensine-aldostérone) qui régule la tension artérielle. Le blocage de l'angiotensine II qui est un puissant vasoconstricteur entraîne une vasodilatation et donc une baisse de la pression artérielle.

Effets secondaires – Surveillance
- Risque d'hypotension artérielle brutale et/ou d'insuffisance rénale en cas de déficit en eau et en sodium préexistant (diurétique, régime sans sel, diarrhée ou vomissements) ou en cas d'insuffisance cardiaque.
- Possibilité d'hypotension orthostatique en particulier après la première dose et en cas d'association avec des diurétiques et d'autres antihypertenseurs.
- En cas d'insuffisance rénale et chez le sujet âgé → surveillance régulière du potassium et de la créatinine sériques (risque d'hyperkaliémie).
- En cas d'insuffisance hépatique → diminution de la dose avec certains produits.

Une surveillance de la fonction rénale et de la kaliémie permettent le contrôle de la tolérance clinique et biologique des médicaments.

Produits disponibles (exemples)
Candésartan (Atacand®)
Irbésartan (Aprovel®)
Losartan® (Cozaar®)
Telmisartan (Micardis®, Pritor®)
Valsartan (Tareg®)
Association avec un diurétique : Coaprovel®, Cokenzen®, Cotareg®, Fotzaar®, Hyzaar®.

Antihypertenseurs d'action centrale

Propriétés – Mécanismes d'action
Action par diminution du tonus sympathique qui a une action de vasoconstriction.

Effets secondaires – Surveillance
- Bouche sèche, somnolence, constipation, asthénie, nausées.
- Hypotension et bradycardie (en cas de surdosage).
- Pour l'alphaméthyldopa (Aldomet®) : anémie hémolytique et hépatite aiguë → surveiller régulièrement la NFS et la fonction hépatique.

Produits disponibles (exemples)
Alphaméthyldopa (Aldomet®)
Clonidine (Catapressan®)
Rilmenidine (Hypérium®)

Vasodilatateurs

Propriétés – Mécanismes d'action
Médicaments agissant par vasodilatation directe au niveau des vaisseaux, ce qui entraîne une baisse de la pression artérielle.

Effets secondaires – Surveillance
Variables, souvent hypotension avec rétention hydrosodée.

Produits disponibles (exemples)
Prazosine (Alpress LP®, Minipress®)
Uradipil (Eupressyl®, Médiatensyl®)

Urgence : la crise hypertensive

Définition : association de valeurs tensionnelles élevées (pression artérielle systolique > 160 mm de Hg et diastolique > 95 mm de Hg) et de symptômes de mauvaise tolérance clinique :

- Signes neurologiques : paralysies en faveur d'un AVC, céphalées, syndrome méningé en faveur d'une hémorragie méningée.
- Signes cardiovasculaires : douleur thoracique (angor, dissection aortique), dyspnée aiguë (œdème du poumon).

Lorsque la PA systolique dépasse 220 mm de Hg, il existe un danger sérieux pour le malade.

Gravité : encéphalopathie hypertensive
- Céphalées, vertiges
- Nausées, vomissements
- « Mouches volantes », troubles de la vision
- Fatigue, apathie, troubles de la conscience
- Crise convulsive ou autres signes neurologiques

↓

URGENCE : faire baisser la PA
(les examens complémentaires ne seront réalisés que dans un 2e temps)

Soins – Prise en charge en urgence d'un patient en crise hypertensive

Installer le patient
- Calmer le patient.
- Position allongée avec surélévation du tronc.
- Si troubles de la conscience : mettre en PLS et assurer la liberté des voies aériennes (aspiration, canule de Guedel).
- O_2 nasal : 3 à 6 L/min.

Mettre en place une surveillance des fonctions vitales
- Mode de surveillance électrocardiographique et de la PA.
- Tracé ECG.

Poser une voie veineuse et réaliser les prélèvements biologiques (sur prescription)
- Voie veineuse avec sérum glucosé ou Ringer lactate.
- Ionogramme sanguin, urée, créatinine, glycémie, NFS.

Faire pratiquer une radio pulmonaire sur prescription.

Administrer le traitement médical sur prescription
- Produit en général utilisé : nicardipine (Loxen®, classe des inhibiteurs calciques) en bolus répétés jusqu'à obtention de la PA souhaitée puis relais en perfusion continue.
- En cas d'insuffisance cardiaque avec œdème pulmonaire : diurétiques (furosémide, par ex. Lasilix®) en IVD, plus trinitrine (par ex. Lénitral®) en spray sub-lingual, puis en perfusion continue.

ÉDUCATION THÉRAPEUTIQUE (OBJECTIFS ET THÈMES)

- Les modifications du comportement alimentaire et notamment la réduction des apports en sel, en graisses saturées, cholestérol, de la consommation d'alcool.
- Le sevrage tabagique.
- L'activité physique.
- La perte de poids.
- La connaissance des chiffres tensionnels et de l'objectif tensionnel à atteindre et à maintenir.
- La connaissance par le patient de son traitement et la planification correcte des prises médicamenteuses, notamment en cas de bi- ou trithérapies.
- L'apprentissage de l'automesure tensionnelle éventuellement.

Soins – Principes de l'apprentissage de l'automesure tensionnelle

- Éclairer le patient dans le choix d'un appareil : se référer aux recommandations des sociétés savantes.
- S'appuyer sur les connaissances du patient (sa maladie, son traitement) pour que l'automesure prenne du sens en tant qu'autosoin.
- Enseigner le geste technique : manipulation du matériel, conditions de réalisation ; s'appuyer sur une fiche technique simple que le patient pourra conserver comme aide-mémoire.
- S'assurer que le patient réalise des mesures fiables : évaluer la mise en œuvre du geste, le maintien de la compétence dans le temps ; réajuster, se référer à une grille d'observation valide et fiable, que le patient pourra aussi lui-même utiliser.
- Favoriser la compréhension, l'analyse des chiffres tensionnels, identifier les conduites à tenir.
- Impliquer éventuellement l'entourage, remettre au patient un carnet de suivi pour le relevé des chiffres tensionnels, la planification de l'automesure, le relevé d'événements.

OBJECTIFS DES SOINS INFIRMIERS

Diagnostics infirmiers prévalents

- Difficulté à se maintenir en santé
- Risque élevé d'accident
- Apprendre

Prévenir et dépister la survenue de complications :

- Assurer une surveillance de la tension artérielle jusqu'à atteinte de l'objectif attendu pour le patient soit une PA < 140/90 mmHg chez tout hypertendu (150/90 mmHg chez le sujet âgé).
- Contribuer aux examens de dépistage et de surveillance de l'évolution de lésions organiques éventuelles :
  - Cœur : ECG, radios du thorax, échographie (recherche d'une insuffisance cardiaque gauche).
  - Yeux et vaisseaux : fond d'œil (recherche d'hémorragies rétiniennes, appréciation de l'atteinte du système vasculaire).
  - Reins : examens biologiques du sang et des urines (recherche d'une insuffisance rénale).
- Reconnaître les signes de gravité : crise hypertensive associée à des symptômes neurologiques (céphalées, paralysie) et/ou cardiovasculaires (dyspnée, douleur thoracique).

Initier avec le patient la mise en œuvre de mesures diététiques immédiates :

- Déterminer avec le patient des objectifs prioritaires de sécurité, c'est-à-dire le maintien de ses chiffres de PA (objectif tensionnel).
- Négocier avec le patient des mesures diététiques et l'aider dans ses choix :
  - Réduction des apports en sel dans son alimentation : réduction de la charcuterie, substitution des fromages secs au profit de fromages frais (yaourts, fromages blancs, petits-suisses).
  - Réduction des graisses et du sel (utiliser des aromates naturels pour l'assaisonnement).

Surveiller l'efficacité d'un traitement médicamenteux et dépister les effets secondaires pouvant survenir :

- Porter une attention particulière aux risques d'hypotension chez la personne âgée.
- Effectuer des mesures fiables de la pression artérielle : voir l'encadré « Soins – Réaliser une mesure fiable de la pression artérielle », p. 4.

Classes médicamenteuses	Effets recherchés	Éléments de surveillance	Effets indésirables
Diurétiques hypokaliémants	Diminution du volume sanguin circulant	• Natrémie, kaliémie (risque de ↓) • Pression artérielle	Hypotension orthostatique, déshydratation : soif, sécheresse buccale, crampes
Diurétiques hyperkaliémants (épargneurs potassiques)	Diminution du volume sanguin circulant	• Natrémie (risque de ↓) • Kaliémie (risque d'↑) • Pression artérielle	Déshydratation, troubles digestifs, réactions cutanées allergiques
Bêtabloquants	Diminution du travail du cœur	• Pression artérielle (risque de ↓) • Pouls (risque de ↓) • Glycémie	Troubles du rythme, asthénie, éruptions cutanées, crises d'asthme, syndrome de Raynaud, masque les signes d'hypoglycémie, risques de vertiges
Inhibiteurs calciques	Vasodilatation des vaisseaux	• Pouls (bradycardie, troubles de la conduction)	Œdèmes des membres inférieurs, céphalées, rougeurs
Inhibiteurs enzyme de conversion	Vasodilatation par action sur le système hormonal rénal	• Pression artérielle (hypotension brutale) • Fonction rénale (insuffisance rénale)	Toux sèche persistante, céphalées, asthénie, nausées, diarrhée, crampes musculaires, chute des cheveux
Antagonistes de l'angiotensine	Vasodilatation par action sur le système hormonal rénal	• Pression artérielle (hypotension brutale, orthostatique) • Fonction rénale (hyperkaliémie, insuffisance rénale)	Diarrhée, vomissements
Antihypertenseurs d'action centrale	Diminution de la vasoconstriction due au tonus sympathique	• Pression artérielle (hypotension) • Pouls (bradycardie) • Fonction hépatique, anémie (NFS)	Bouche sèche, asthénie, nausées, somnolence, constipation
Vasodilatateurs	Vasodilatation directe des vaisseaux	• Pression artérielle (hypotension) • Natrémie	Œdèmes

ÉDUCATION THÉRAPEUTIQUE

Accompagner le patient dans ses projets de changement d'habitudes de vie à moyen terme en fonction de ses besoins et centres d'intérêts par un programme d'éducation :

Diagnostic éducatif :

- Exploration de son environnement, mode de vie, contraintes, soutien de son entourage.
- Appréciation de ses connaissances sur sa maladie, ses traitements, ses facteurs de risques.
- Prise en compte de son état psychologique vis-à-vis de sa maladie, de ses traitements, des modifications à apporter dans ses habitudes de vie.
- Élaboration avec le patient d'un contrat d'éducation centré sur ce qu'il est prêt à mettre en œuvre en vue d'agir sur ses propres facteurs de risques.
- Identifier les moyens à mettre en œuvre pour réaliser le contrat éducatif :
  - Les changements durables dans ses comportements alimentaires : notamment vis-à-vis du sel et des graisses, tenir compte des goûts pour envisager des substitutions alimentaires acceptables et l'apprentissage de nouvelles recettes.
  - La réduction de son stress et de sa sédentarité : introduction d'activités physiques adaptées à sa vie quotidienne (fréquences, durées, types d'activité).
  - L'arrêt du tabac : informer sur les risques, identifier la motivation (bénéfices/risques) évaluer la dépendance, identifier les stratégies possibles.
- Identifier les possibilités d'impliquer le patient activement, par exemple à l'aide de la

tenue d'un carnet de suivi : chiffres tensionnels, cholestérolémies, glycémies, journal alimentaire, journal d'activités physiques…
– Enseigner au patient la réalisation des gestes d'autosurveillance, en fonction de son traitement : se peser, repérer des œdèmes, prendre son pouls, mesurer éventuellement sa pression artérielle (voir l'encadré « Soins – Principes d'apprentissage de l'automesure tensionnelle »), reconnaître les signes de gravité, connaître la conduite à tenir.

Cette éducation relève d'un travail d'équipe offrant au patient la mise en commun durable et répétée de compétences : médicales, psychologiques, diététiques, soignantes.

Auto-évaluation : Vrai ou Faux

1. La pression artérielle est considérée comme normale jusqu'à 140/90 mm Hg.
2. Parmi les facteurs déclenchants d'une HTA on retrouve le diabète.
3. On appelle artériosclérose la perte d'élasticité des parois des artères.
4. L'HTA s'accompagne toujours de signes tels que des céphalées et des vertiges.
5. Le fond d'œil permet d'apprécier la sévérité des lésions au niveau des vaisseaux artériels de la rétine.
6. Le traitement de l'HTA est avant tout médicamenteux.
7. Les diurétiques représentent la classe thérapeutique essentielle du traitement de l'HTA.
8. Une pression artérielle élevée lors d'un examen ponctuel reste sans danger si elle ne s'accompagne pas de plaintes par le patient.
9. Un patient se plaint de céphalées, sa PA est à 220/120 : sa douleur doit être calmée par un antalgique.
10. Pour une mesure fiable de la PA, la longueur de la poche de gonflage du brassard doit couvrir les 2/3 de la circonférence du bras.

Réponses

1. **Vrai** : pour le sujet âgé jusqu'à 150/90 mmHg.
2. **Vrai** : le diabète est un facteur déclenchant, comme les excès alimentaires, le surmenage…
3. **Vrai** : la perte d'élasticité et l'épaississement des parois soumises à une pression trop élevée aggrave la maladie hypertensive et le risque de complications (ophtalmologiques, rénales…).
4. **Faux** : la plupart du temps, l'HTA ne s'accompagne d'aucun symptôme et l'examen clinique peut être parfaitement normal au début de la maladie.
5. **Vrai** : le fond d'œil est un examen qui permet de visualiser la rétine et ses vaisseaux.
6. **Faux** : le traitement est avant tout non médicamenteux, basé sur des mesures visant à réduire les facteurs de risque modifiables (surcharge pondérale, alimentation riche en graisses, sel et alcools, sédentarité, tabagisme).
7. **Vrai** : les diurétiques sont la première classe médicamenteuse utilisée dans le traitement de l'HTA.
8. **Vrai** : une pression artérielle élevée reste sans danger si le patient ne présente pas de signes cliniques associés.
9. **Faux** : les céphalées associées à une PA élevée sont un signe de gravité : l'urgence est de faire baisser la PA avec un médicament antihypertenseur.
10. **Vrai** : une poche gonflable dont la longueur ne couvre pas suffisamment le bras surestime les valeurs de la PA.

MALADIE CORONAIRE

L'essentiel à retenir

- La maladie coronaire est due au rétrécissement des artères coronaires, conséquence de lésions d'athérosclérose.
- Le symptôme essentiel de l'insuffisance coronaire est la **douleur thoracique** (angor).
- Le principal risque est la constitution d'un infarctus du myocarde lié à l'occlusion complète d'une artère coronaire dont l'issue peut être fatale par trouble du rythme aigu (**mort subite par fibrillation ventriculaire**).
- En cas d'infarctus du myocarde, la rapidité de mise en œuvre du traitement est essentielle (**désobstruction de l'artère par thrombolyse ou angioplastie dans les 6 heures qui suivent le déclenchement de la douleur**).
- Les priorités de la prise en charge infirmière initiale sont : mettre le patient au repos strict, diminuer les facteurs de stress, surveiller les fonctions vitales, observer l'évolution de la douleur, mettre en place une voie veineuse.
- La prévention et l'éducation thérapeutique concernent la réduction des facteurs de risques : tabagisme, stress, sédentarité, surcharge pondérale, hypercholestérolémie, diabète sucré, hypertension artérielle.
- Les modifications durables des comportements pour réduire les facteurs de risques relèvent d'un processus éducatif au long cours réalisé par des équipes soignantes (médecins, infirmiers, diététiciens, psychologues) formés à l'éducation thérapeutique.

1. ANGINE DE POITRINE

DÉFINITION ET CAUSES

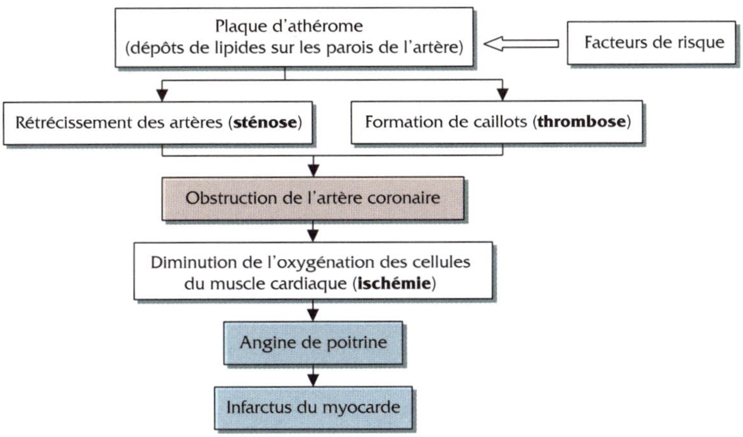

Facteurs de risque de la maladie coronaire :
- Hypercholestérolémie, en particulier l'augmentation du LDL-cholestérol.
- Tabagisme.
- Hypertension artérielle.
- Diabète sucré.
- Association avec d'autres facteurs de risque : surcharge pondérale, hyperuricémie, goutte et surtout le stress.

Comprendre

En cas d'occlusion complète d'une artère coronaire, les cellules musculaires que ce vaisseau irrigue souffrent, puis meurent (*infarctus du myocarde*).

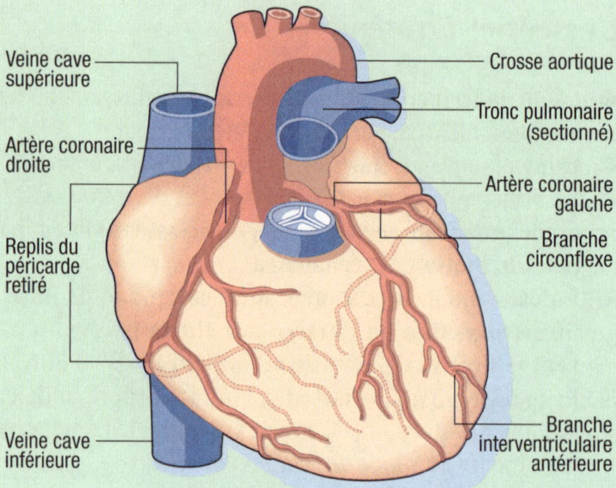

Figure 2.1 : Schéma du trajet des artères coronaires

ÉPIDÉMIOLOGIE

- Affection fréquente : 5 à 10 % de la population masculine est touchée.
- En raison de la protection hormonale, la maladie coronaire est rare chez la femme avant la ménopause. Ensuite le risque augmente rapidement.
- La France est un pays de faible incidence de la maladie coronarienne avec un taux d'infarctus de 110 000/an.

SIGNES ET SYMPTÔMES

Crises d'angine de poitrine (ou angor) = douleur dans la poitrine.

La douleur d'angine de poitrine

- Rétrosternale (en arrière du sternum), oppressante et constrictive (qui serre).
- Durée de quelques secondes à quelques minutes.
- Irradiation de la douleur possible : bras gauche, plus rarement épigastre, bras droit, cou ou mâchoire.
- Facteurs déclenchants les plus fréquents : efforts physiques ou stress psychologique, froid, repas trop copieux.

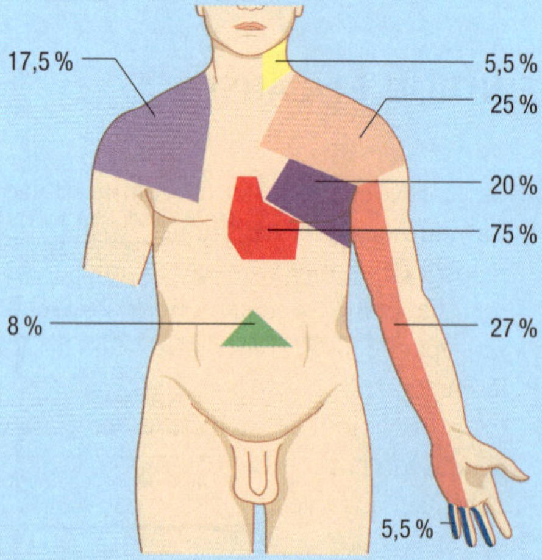

Figure 2.2 : Localisation classique des douleurs d'angine de poitrine

Urgence : La douleur thoracique

La règle : « Toute douleur thoracique jusqu'à preuve du contraire est potentiellement le début d'un **infarctus du myocarde**. »

Angine de poitrine stable : présentation des crises toujours identique et douleurs calmées par des mesures simples (repos, prise de trinitrine).

Angine de poitrine instable (angor instable, syndrome de menace, syndrome coronarien aigu) : durée, fréquence et intensité des crises augmentant et médicaments devenant de moins en moins efficaces. Une angine de poitrine instable indique toujours un risque d'infarctus imminent.

Autres manifestations possibles :

- Troubles du rythme cardiaque.
- Insuffisance cardiaque.
- Mort subite : défaillance cardiaque brutale, consécutive en général à une fibrillation ventriculaire qui entraîne la mort du patient en l'absence d'une prise en charge immédiate.

Urgence : Premiers gestes en cas de crise d'angine de poitrine

- Déclencher l'alerte.
- Installer le patient buste surélevé.
- Enlever les vêtements trop serrés.
- Contrôler les fonctions vitales.
- Administrer de l'oxygène.
- Si la pression artérielle systolique est supérieure à 100 mmHg, administrer 1 à 2 bouffées de trinitrine en spray (par ex. Natispray®).
- Faire un électrocardiogramme.

INVESTIGATIONS

Pour éliminer un infarctus du myocarde :

- ECG de repos.
- Dosages répétés des enzymes cardiaques.

Autres examens pour évaluer la gravité de la maladie :

- Échographie cardiaque.
- Épreuve d'effort.
- Scintigraphie myocardique.
- Coronarographie.
- Éventuellement ECG en continu (Holter).

\+ bilan lipidique (hypercholestérolémie).

Soins – Réaliser des électrocardiogrammes en urgence et de façon répétée dans les premières heures de la phase aiguë

Les critères d'efficacité et de qualité d'un ECG reposent sur :

- La maîtrise de la technique : installation du patient, positionnement correct des électrodes, respect des connexions aux câbles de dérivations, appareil enregistreur vérifié et en état de marche, étalonnage en début de tracé.
- La capacité à différencier un tracé d'ECG normal et anormal dans le but d'alerter rapidement le médecin.
- La préparation de la lecture, de l'analyse et de l'interprétation du tracé : annotations de chaque dérivation (si non automatique), heure d'enregistrement, identité du patient, signes cliniques observés.

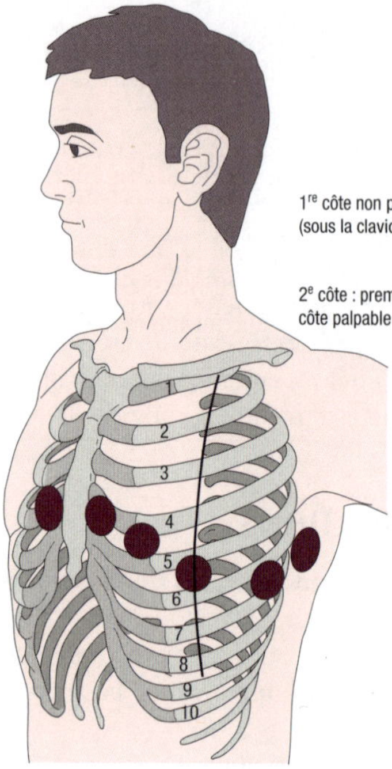

Figure 2.3 : Position des électrodes précordiales

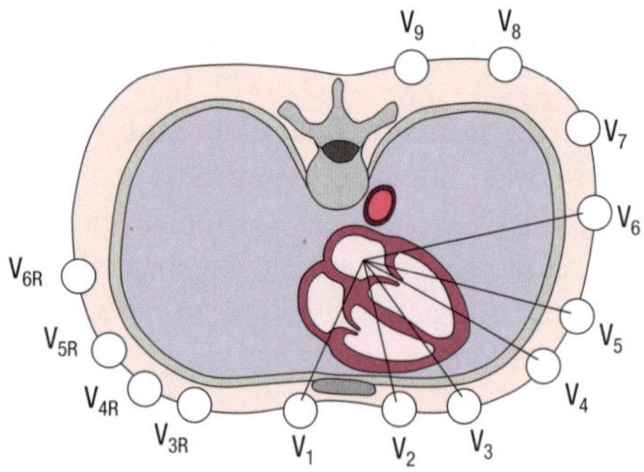

Figure 2.4 : Position des dérivations spéciales

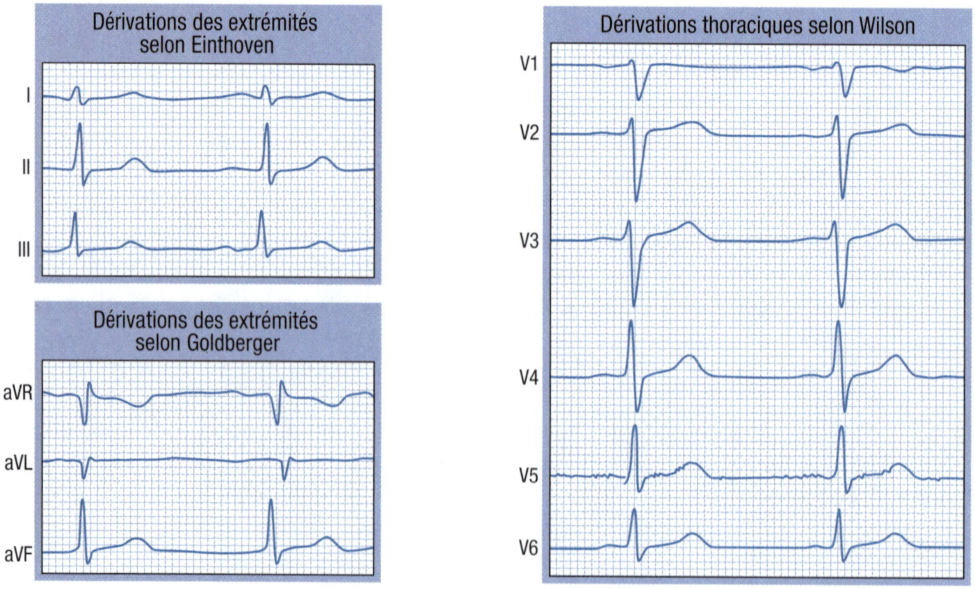

Figure 2.5 : Ondes, espaces et complexes d'un ECG normal

ECG de repos (signes en faveur d'une coronaropathie)

- Ondes Q larges (> 1 mm) et profondes (amplitude > 1/3 de l'onde R qui suit) : signes de séquelles d'infarctus du myocarde.
- Signes d'ischémie myocardique : sous-décalage du segment ST ou onde T négative, pointue, symétrique.

Épreuve d'effort

Recherche de l'apparition d'une douleur et/ou de modifications ECG lors d'un effort effectué sur une bicyclette ergométrique ou un tapis roulant.
Positivité : apparition d'une douleur, d'un sous-décalage du segment ST sur l'ECG, d'extrasystoles ventriculaires, d'une chute tensionnelle.

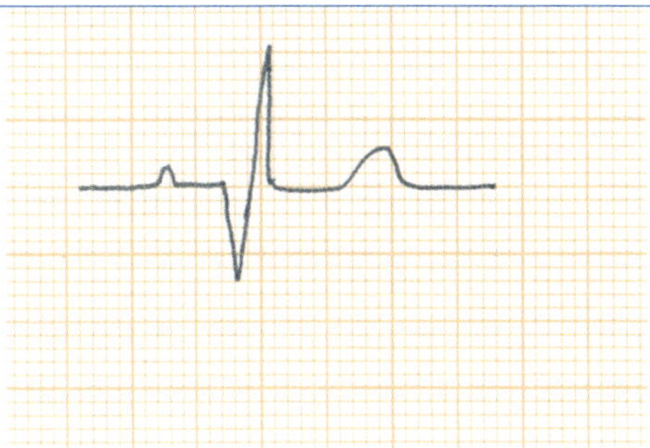

Figure 2.6 : Ondes Q de séquelles d'infarctus

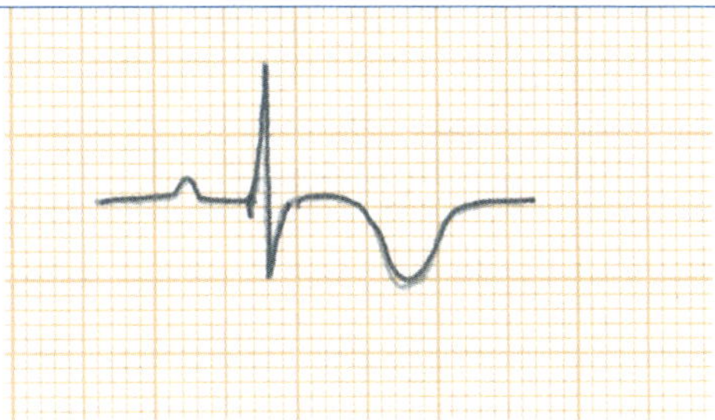

Figure 2.7 : Ondes T négatives en faveur d'une ischémie myocardique

THÉRAPEUTIQUE

Soins – Prise en charge d'un patient atteint d'un syndrome coronarien aigu

Installer le patient :
- Repos strict au lit.
- Rassurer le patient, le stress représentant un facteur aggravant (décharge d'adrénaline augmentant le rétrécissement des coronaires).
- Repérer la survenue d'une douleur thoracique.

Mettre en place une surveillance des fonctions vitales :
- Chiffres initiaux de la pression artérielle et de la fréquence cardiaque.
- Tracé ECG d'entrée avec un appareil d'enregistrement des 12 dérivations classiques.
- Module de surveillance électrocardiographique et de la pression artérielle.

Poser une voie veineuse et réaliser les prélèvements biologiques prescrits :
- Voie veineuse avec un soluté glucosé à 5 % (ou autre soluté) selon la prescription médicale.
- Enzymes cardiaques (troponine, CPK, ASAT, LDH), ionogramme sanguin.
- Numération-formule sanguine, plaquettes.
- Coagulation : TP, TCA.

Démarrer le traitement médical en fonction de la prescription :
- Aspirine : injection IVD ou per os.
- Héparine non fractionnée : bolus et relais en perfusion continue ou héparine de bas poids moléculaire en injection sous-cutanée.
- Dérivé nitré en perfusion continue.
- Bêtabloquants et inhibiteurs calciques en général per os.

Assurer une surveillance continue :
- Demander au patient de signaler toute nouvelle douleur thoracique.
- En cas de douleur thoracique : appeler le médecin, prendre la pression artérielle et enregistrer immédiatement un tracé ECG.

Prise en charge thérapeutique en dehors de la situation d'urgence

Objectif = améliorer l'apport en oxygène du myocarde. Trois moyens sont disponibles :
- Le traitement médicamenteux.
- L'angioplastie coronaire.
- Le pontage coronarien.

En plus : lutte contre les facteurs de risque pour limiter l'évolution de la maladie.

Traitement médicamenteux
- **Dérivés nitrés** (par ex. Nitriderm TTS®) ou molsidomine (Corvasal®) : vasodilatation entraînant une amélioration de l'apport en oxygène du myocarde.
- **Bêtabloquants** (par ex. aténolol [Ténormine®]) : diminution de la fréquence et de la sévérité des crises en réduisant le besoin en oxygène du myocarde.
- Si les dérivés nitrés ne suffisent pas : **inhibiteurs calciques**, par ex. nifédipine (Adalate®) ou vérapamil (Isoptine ®) : action directe en dilatant les artères coronaires.
- **Activateurs des canaux potassiques** (nicorandil [par ex. Ikorel® ou Adancor®]) : action vasodilatatrice sur les artères coronaires; peuvent être également utilisés seuls ou en association avec les autres anti-angineux.
- **Acide acétylsalicylique** (aspirine) à dose anti-agrégante plaquettaire (max. 350 mg/j) : empêche la formation de caillots au niveau des coronaires.

Coronarographie et angioplastie coronaire percutanée transluminale (ATL)
Examen diagnostique et thérapeutique : visualisation des artères coronaires par injection d'un produit de contraste avec, selon le cas, dilatation des zones sténosées par gonflage d'un ballonnet.
- Introduction d'un fin cathéter par une artère périphérique (fémorale, radiale ou humérale) poussé sous contrôle radioscopique jusque dans le réseau artériel coronaire.
- Visualisation des coronaires.
- En cas de lésion visible (dans le même temps ou de manière différée lors d'un autre examen) : dilatation de la zone sténosée en gonflant un ballonnet avec, selon le cas, pose d'un stent (petit ressort qui se déplie et maintient l'ouverture du vaisseau au calibre souhaité) permettant d'améliorer les résultats de la technique (voir figure 2.8, p. 23 et figure 2.9, p. 24).

ATTENTION : réalisation à proximité d'un centre de chirurgie cardiaque car des incidents pendant le geste peuvent nécessiter un pontage coronaire en urgence.

Chirurgie coronaire
- En cas d'échec ou d'impossibilité de l'ATL.
- Pontage coronaire : « dérivation » de la zone sténosée en interposant un greffon veineux ou artériel.
- Réalisation dans un service de chirurgie cardiaque équipé d'une circulation extra-corporelle.
- La mortalité de ce type d'intervention est inférieure à 4 %.

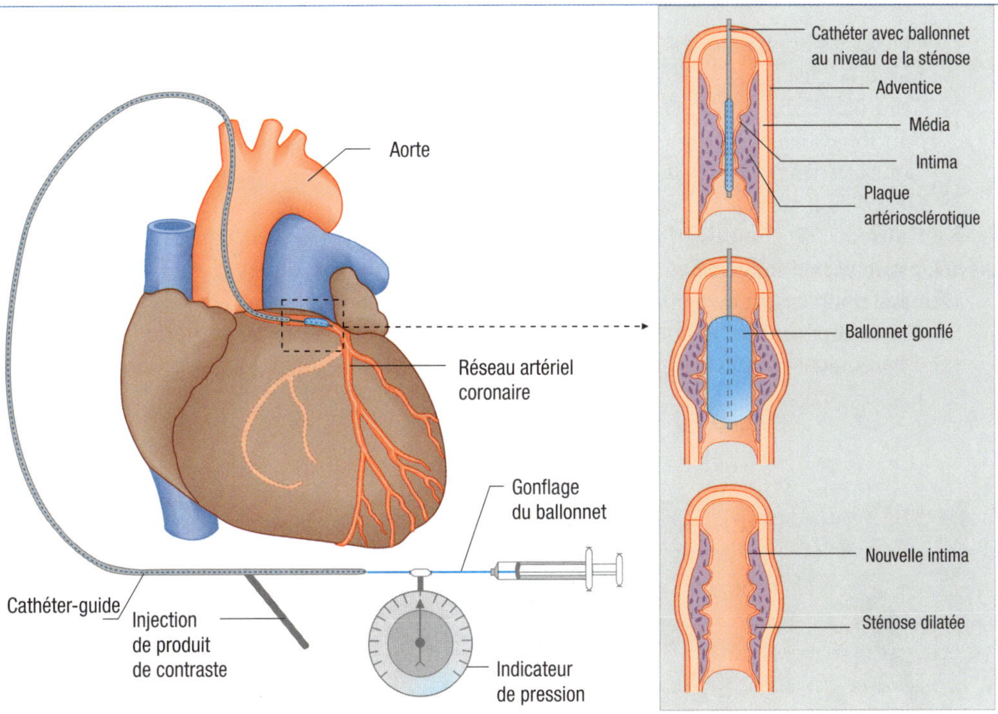

Figure 2.8 : Représentation schématique d'une angioplastie transluminale percutanée (ATL) chargée de dilater une artère coronaire artériosclérotique sténosée

Soins – La coronarographie

Avant **l'examen :**

- **Informer le patient et assurer sa préparation :**
  - Sur prescription médicale :
    - Réaliser un groupe sanguin.
    - Contrôler l'hémostase.
    - Faire un bilan de la fonction pulmonaire.
  - En référence au protocole de préparation locale :
    - Raser la région de l'aine.
  - Laisser le patient à jeun.
  - Rechercher les pouls au niveau des deux pieds du patient :
    - Marquer les zones de palpation avec un feutre résistant à l'eau en vue du contrôle et de la comparaison de ces mêmes pouls après l'examen.

Après **l'examen :**

- **Assurer le suivi afin de prévenir et dépister les complications en se référant aux consignes médicales :**
  - Repos strict au lit : allongé à plat, avec un pansement compressif et un sac de sable posé sur la zone de ponction.

- Détecter les complications hémorragiques et les troubles vasculaires :
  – Surveiller les constantes vitales.
  – Contrôler l'absence de saignement sous le pansement compressif toutes les 30 minutes, puis toutes les heures.
  – Contrôler les pouls, les comparer aux contrôles réalisés avant l'examen.
  – Observer et surveiller l'état de la peau de la jambe ponctionnée : pâleur, froideur.

En l'absence de complications :

- Le patient peut boire immédiatement et manger peu de temps après.
- Le sac pourra être enlevé au bout de 6 heures.
- Le patient pourra se lever au bout de 8 heures.
- Le pansement compressif pourra être levé par le médecin au bout de 24 heures.

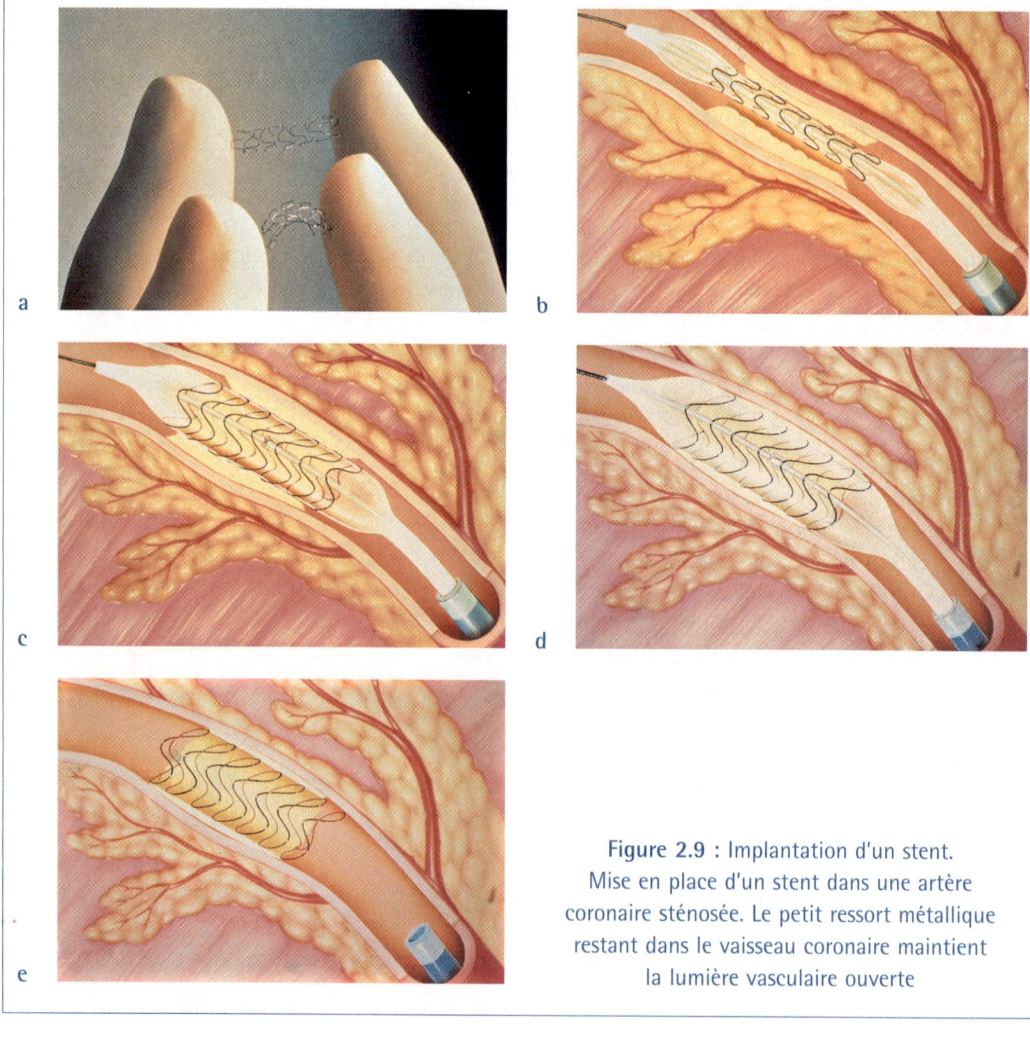

Figure 2.9 : Implantation d'un stent. Mise en place d'un stent dans une artère coronaire sténosée. Le petit ressort métallique restant dans le vaisseau coronaire maintient la lumière vasculaire ouverte

2. INFARCTUS DU MYOCARDE

DÉFINITION ET CAUSES

- Manifestation aiguë la plus grave de la maladie coronaire caractérisée par la mort (*nécrose*) d'une partie du muscle cardiaque.
- Cause : occlusion d'une ou plusieurs artères coronaires due à la formation d'un thrombus qui ne permet plus l'apport d'oxygène aux cellules du myocarde (voir « Angine de poitrine » p. 18).
- Au-delà de 3 à 6 heures, la nécrose est irréversible.

ÉPIDÉMIOLOGIE

- Une des causes les plus fréquentes de décès.
- Environ 13 % des hommes et 8 % des femmes en meurent.
- La mortalité augmente en cas de récidive d'un infarctus du myocarde.

SIGNES ET SYMPTÔMES

- **Douleur d'angine de poitrine** (voir p. 18) brutale violente chez 2/3 des patients, souvent accompagnée d'une angoisse de mort et d'une agitation.
- Environ 20 % des patients présentant un infarctus du myocarde n'ont que peu ou pas de douleur (infarctus silencieux). C'est souvent le cas chez les diabétiques et les personnes âgées.
- Chez 60 % des personnes, une augmentation du nombre de crises d'angine de poitrine précède l'infarctus.

Règle de base – En présence de deux des trois critères suivants, le diagnostic d'infarctus peut être affirmé :

- ECG d'infarctus typique.
- Symptomatologie clinique typique.
- Élévation typique des enzymes cardiaques.

INVESTIGATIONS

Électrocardiogramme (voir p. 19)

- Examen essentiel : modifications typiques chez environ 80 % des patients (sus-décalage du segment ST de plus de 2 mm dans les dérivations précordiales et de plus d'1 mm dans les dérivations standards). Cependant, dans la première heure, l'ECG peut être normal.

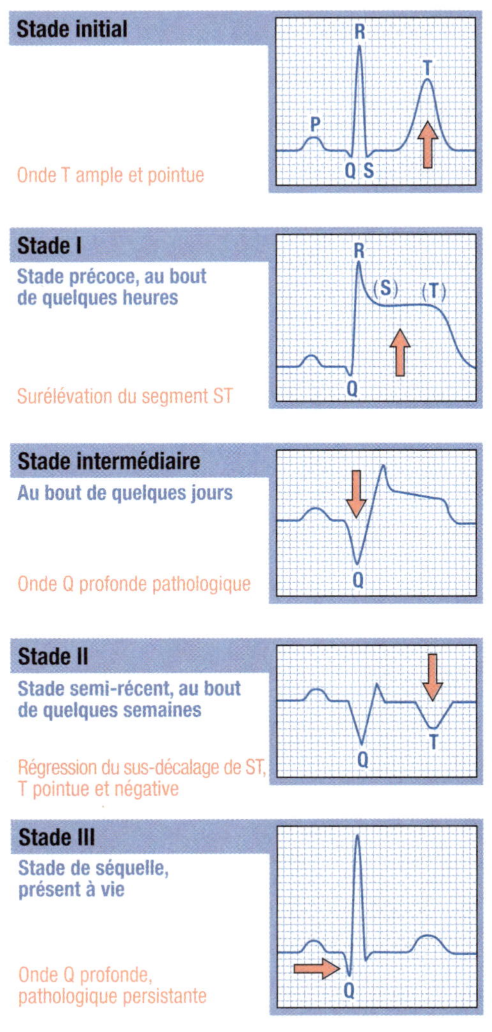

Figure 2.10 : Modifications typiques de l'ECG en cas d'infarctus du myocarde

– Répétition des tracés ECG en utilisant notamment des dérivations qui explorent la partie postérieure du cœur.

Enzymes cardiaques

– Les cellules du muscle cardiaque qui souffrent et qui meurent libèrent dans le sang des enzymes qui peuvent être dosés.
– Les taux d'enzymes n'augmentent de manière significative qu'après plusieurs heures : répétition des dosages.
– Infarctus très probable en cas d'élévation des marqueurs suivants :
  • CPK totale.
  • ASAT.
  • Myoglobine.
– Infarctus certain en cas de :
  • Troponine T positive.
  • CPK-MB > 6-10 % du taux de CPK anormal.
– **ATTENTION** : les lésions musculaires dues à une chute ou à une injection intramusculaire augmentent également les CPK !

Voir figure 2.11, ci-dessous.

Échographie cardiaque : permet de déterminer la taille de l'infarctus et d'évaluer le niveau d'altération de la fonction cardiaque.

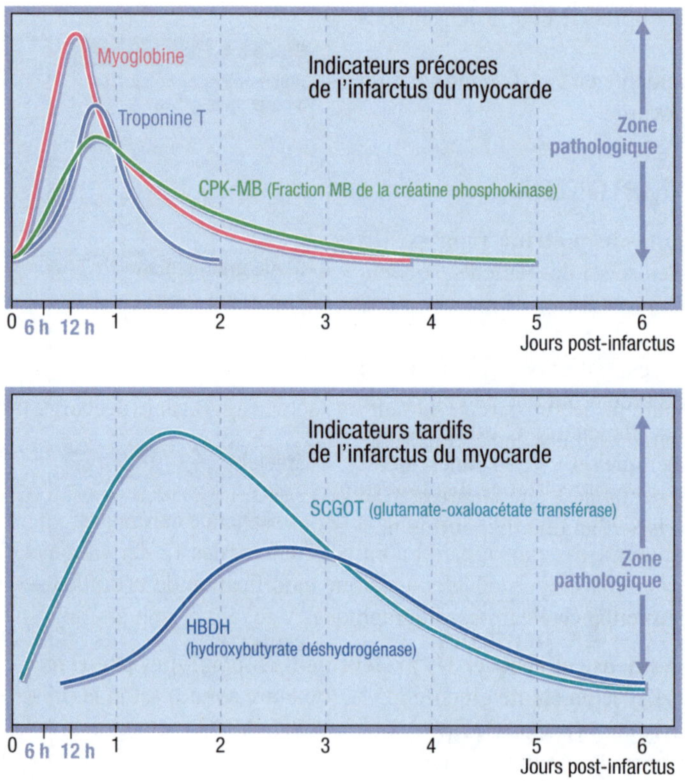

Figure 2.11 : Modification des enzymes musculaires cardiaques. Évolution dans le temps reflétant la destruction des cellules lors d'un infarctus du myocarde

ÉVOLUTION, COMPLICATIONS, PRONOSTIC

Des complications engageant le pronostic vital peuvent survenir en particulier dans les heures et les jours qui suivent un infarctus :

Insuffisance cardiaque pouvant aller jusqu'au choc cardiogénique

- Incapacité du cœur à jouer son rôle de pompe d'où mauvaise irrigation des organes avec déficit en oxygène.
- Principaux symptômes : dyspnée avec râles crépitants à l'auscultation, tachycardie (avec souvent pouls irrégulier) d'où œdème aigu du poumon (voir p. 44).
- Au stade de choc : pression artérielle systolique < 90 mmHg, troubles de la conscience, des sueurs froides, marbrures, pâleur et oligurie (voir p. 44).

Troubles du rythme cardiaque

- Environ 80 % des patients avec un infarctus présentent des troubles du rythme cardiaque.
- Dans 10 % des cas, il se produit même une fibrillation ventriculaire qui entraîne le décès du patient en l'absence de traitement immédiat (choc électrique externe).
- Les troubles du rythme cardiaque sont la cause la plus fréquente de décès avant la prise en charge médicale du patient.

Récidive d'infarctus : environ 1/3 des patients ayant fait un infarctus présentera une récidive avec un moins bon pronostic.

THÉRAPEUTIQUE

Soins – Prise en charge d'un patient en phase aiguë d'infarctus du myocarde

Installer le patient :

- Repos strict au lit.
- Rassurer le patient, le stress représentant un facteur aggravant (décharge d'adrénaline augmentant le rétrécissement des coronaires).

Mettre en place une surveillance des fonctions vitales :

- Chiffres initiaux de la pression artérielle et de la fréquence cardiaque.
- Tracé ECG d'entrée avec un appareil d'enregistrement des 12 dérivations classiques (laisser les électrodes en place et renouveler à chaque modification de la douleur).
- Module de surveillance électrocardiographique et de la pression artérielle.

Poser une voie veineuse et réaliser les prélèvements biologiques prescrits :

- Voie veineuse avec un soluté glucosé à 5 % (ou autre soluté) selon la prescription médicale.
- Enzymes cardiaques (troponine, myoglobine, CPK, ASAT), ionogramme sanguin.
- Numération-formule sanguine, plaquettes.
- Coagulation : TP, TCA.

Démarrer le traitement médical en fonction de la prescription :

- Antalgiques pour calmer la douleur : nalbuphine (Nubain®) ou **morphine**.
- Thrombolyse selon les protocoles indiqués ci-dessous.

- Un **dérivé nitré** (trinitrine [Lénitral®)] ou dinitrate d'isosorbide [Risordan®]) peut être utilisé dans tous les cas à visée vasodilatatrice et antalgique (il faut veiller cependant à ne pas trop abaisser la PA en dessous de 120 mmHg de systolique pour ne pas diminuer l'irrigation coronaire).
- L'utilisation de **bêtabloquants** (aténolol [Ténormine®]) à la phase aiguë, en particulier dans les infarctus antérieurs, a fait la preuve de son efficacité.
- En cas de défaillance cardiaque, utilisation de **tonicardiaques** (dobutamine [Dobutrex®]) et/ou de **diurétiques** (furosémide [Lasilix®] ou bumétamide [Burinex®]).
- **Antiarythmique** en cas d'hyperexcitabilité cardiaque (lidocaïne [Xylocard®]) ; **atropine** en cas de bradycardie d'origine vagale, en particulier dans les infarctus inférieurs.

Chez environ 50 % des patients qui meurent d'infarctus, le décès survient dans les 15 premières minutes. Ces 15 minutes ont donc une incidence essentielle sur la suite de la maladie. C'est pourquoi tout patient avec une suspicion d'infarctus doit être pris en charge par une équipe médicalisée (SAMU) afin de mettre en œuvre le plus précocement possible le traitement adapté.

Comprendre – Désobstruer

Le but du traitement de l'infarctus est de rouvrir l'artère coronaire obstruée. En langage courant, il s'agit de déboucher le tuyau. Pour cela deux techniques sont disponibles :

- Le « destop », c'est-à-dire l'injection d'un produit qui va dissoudre le « bouchon » : il s'agit de la **thrombolyse**.
- Le « furet », c'est-à-dire le passage d'un outil dans le tuyau pour le déboucher : il s'agit de l'**angioplastie transluminale**.

Thrombolyse

- Contre-indications : toutes les situations qui peuvent entraîner un saignement potentiellement grave, notamment les antécédents d'accident vasculaire cérébral, un geste chirurgical récent ou un ulcère gastrique non guéri.
- Produits utilisés :
  - Ténectéplase (Métalyse®)
  - Rt-PA (Actilyse®)
  - Plus rarement streptokinase (Streptase®) et retéplase (Rapilysin®)
- Surveillance attentive du scope et de la PA pendant toute la durée de la thrombolyse : risque de troubles du rythme ou de la conduction, transitoires, signant la reperméabilisation des coronaires et ne nécessitant pas, en général, de thérapeutique particulière ; tous les thrombolytiques sont hypotenseurs.

Angioplastie coronaire percutanée transluminale (ATL)

Voir paragraphe p. 22 dans la partie « Angine de poitrine ».

Choix entre thrombolyse et angioplastie

La stratégie est variable en fonction des disponibilités locales et de l'existence d'éventuelles contre-indications à la thrombolyse.
Voir arbre décisionnel, page suivante.

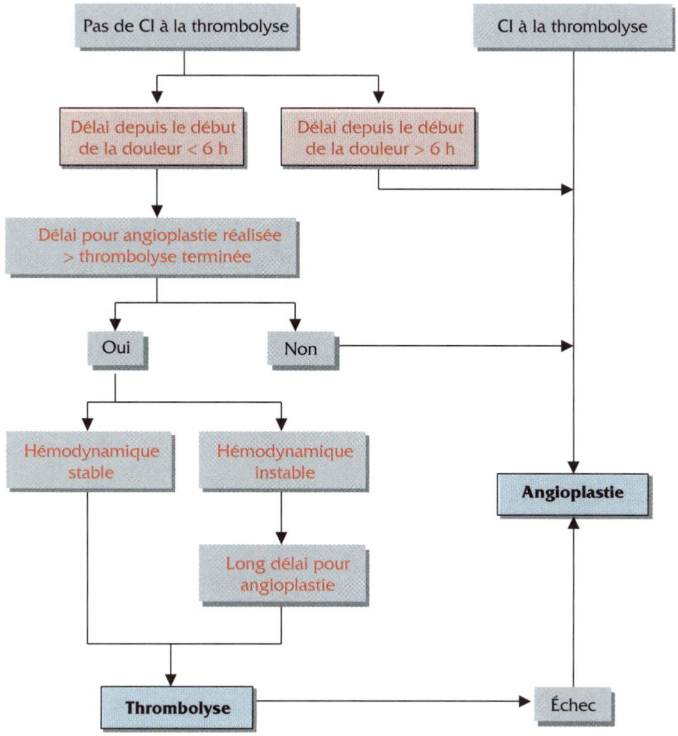

Informations pharmacologiques

Dérivés nitrés

Propriétés – Mécanismes d'action

- Vasodilatateurs veineux (et artériels à fortes doses) entraînant une réduction des besoins en oxygène du cœur.
- Vasodilatateurs des artères coronaires avec effet contre le spasme et amélioration des zones du muscle cardiaque mal irriguées.

Effets secondaires – Surveillance

- Céphalées (en particulier aggravation des migraines), bouffées de chaleur.
- Rougeur cutanée (liée à la vasodilatation).
- Baisse de tension.
- À forte dose : possibilité de cyanose liée à une méthémoglobinémie (transformation en une forme d'hémoglobine qui n'est plus capable de transporter de l'oxygène).

Produits disponibles (exemples)

Isosorbide dinitrate (Langoran®, Risordan®)
Isosorbide mononitrate (Monicor®)
Trinitrine (Lénitral®, Natispray®, Diafusor®, Discotrine®, Nitriderm TTS®, Trinipatch®)
Médicament voisin mais n'ayant pas d'effet d'accoutumance : molsidomine (Corvasal®).
Médicament de la classe des activateurs des canaux potassiques ayant un effet de vasodilatation veineux et artériel (notamment coronaire) : nicorandil (Ikorel®, Adancor®).

Thrombolytiques

Propriétés – Mécanismes d'action

Destruction du caillot qui obstrue une artère coronaire ou une artère pulmonaire.

Effets indésirables – Surveillance

Dans l'infarctus du myocarde → surveillance attentive du scope et de la PA nécessaire pendant toute la durée de la thrombolyse :

- Risque de troubles du rythme ou de la conduction, transitoires, signant la reperméabilisation des coronaires et ne nécessitant pas, en général, de thérapeutique particulière.
- Tous les thrombolytiques sont hypotenseurs.

Dans les deux indications → surveillance de l'apparition de complications hémorragiques :

- Mineures : saignement aux points de ponction, épistaxis, hématurie.
- Graves : AVC hémorragique, hémorragie digestive → arrêt immédiat du traitement et parfois utilisation d'antifibrinolytiques (acide tranexamique [Exacyl®] ou aprotinine [Trasylol®]).

Produits disponibles et conseils pratiques (exemples)

DANS L'INFARCTUS DU MYOCARDE

ACTILYSE® (altéplase ou rtPA)

- Voie veineuse avec du sérum physiologique.
- **Aspirine :** 250 mg en IV.
- **Actilyse®**
  - Bolus de 15 mg.
  - 0,75 mg/kg (sans dépasser 50 mg) en 30 min au pousse-seringue électrique.
  - 0,50 mg/kg (sans dépasser 35 mg) en 60 min au pousse-seringue électrique (soit une dose totale inférieure à 100 mg en 90 min).

Ne jamais diluer dans du sérum glucosé, seul le sérum physiologique est indiqué.

- **Héparine**
  - *Si une seule voie veineuse :*
    - Bolus de 5 000 UI avant l'injection d'**Actilyse®**.
    - La fin du passage de l'**Actilyse®**, 2e bolus de 2 000 UI.
    - Puis relais au PSE à 1 000 UI/h.
  - *Si 2 voies veineuses :*
    - Bolus de 5 000 UI sur la 2e voie.
    - Relais immédiat au PSE à 1 000 UI/h.

METALYSE® (ténectéplase)

- Voie veineuse avec du sérum physiologique.
- **Aspirine** : 250 mg en IV.
- **Métalyse®** :
  - Administration sous la forme d'un bolus unique en 5 à 10 s.
  - Dose à adapter en fonction du poids du patient mais ne peut dépasser 10 000 U ou 50 mg.

Poids du patient (kg)	Ténectéplase (U)	Ténectéplase (mg)	Volume de la solution reconstituée (ml)
P < 60 kg	6 000	30	6
60 ≤ P < 70 kg	7 000	35	7
70 ≤ P < 80	8 000	40	8
80 ≤ P < 90	9 000	45	9
P ≥ 90	10 000	50	10

- **Héparine** :
  - P ⩽ 67 kg : 4 000 UI en bolus puis 800 UI/h.
  - P > 67 kg : 5 000 UI en bolus puis 1 000 UI/h

DANS L'EMBOLIE PULMONAIRE

ACTILYSE® (altéplase ou rtPA)

- Voie veineuse avec du sérum physiologique.
- **Actilyse®** :
  - 10 mg en bolus IV en 1 à 2 min.
  - Puis 90 mg en perfusion IV de 2 heures (sans dépasser 1,5 mg/kg chez le sujet < 65 kg).
- L'héparine sera arrêtée avant le début du traitement thrombolytique et reprise après la fin de la perfusion quand le TCA est inférieur à 2 fois la limite supérieure de la normale (objectif : maintien du TCA entre 1,5 et 2,5 fois le témoin).

Antiagrégants plaquettaires

Propriétés – Mécanismes d'action
Différents mécanismes d'action, variables selon les produits, empêchant l'agrégation des plaquettes et donc la formation de caillots dans les vaisseaux.

Contre-indications
Toutes les lésions susceptibles de saigner (ulcère gastro-duodénal, hémorragie intra-crânienne…).

Effets secondaires – Surveillance
- Hémorragies, en général mineures.
- **ATTENTION** avec la ticlopidine : toxicité hématologique et hépatique : surveillance de la NFS, des plaquettes et des transaminases.
- **ATTENTION** : produits à arrêter en général 8 j avant une intervention chirurgicale.

Produits disponibles (exemples)
Abciximab (Réopro®)
Aspirine
Clopidrogel (Plavix®)
Dipyramidole (Cléridium®, Persantine®)
Ticlopidine (Ticlid®)
Tirofiban (Agrastat®)

ÉDUCATION THÉRAPEUTIQUE (OBJECTIFS ET THÈMES)

- Les connaissances sur la maladie, les traitements et les objectifs à atteindre :
  - Perte et/ou stabilisation du poids.
  - Chiffres tensionnels, cholestérolémie, glycémie requis pour améliorer son état de santé.
- Les modifications de comportements à envisager impliquant le patient et son entourage :
  - L'aide au sevrage tabagique.
  - L'introduction d'activités physiques adaptées.
  - Les modifications des comportements alimentaires : consommation des graisses, des sucres, des alcools, du sel.
- Les gestes d'autosurveillance à acquérir :
  - Surveillance du pouls, de la fréquence respiratoire, notamment lors des efforts.
  - Contrôle du poids, dépistage des œdèmes.
  - L'autosurveillance tensionnelle : voir chapitre « Hypertension artérielle » p. 11.
  - Les effets secondaires des traitements spécifiques.
- Les conduites à tenir par le patient et son entourage :
  - La reconnaissance des signes d'alerte et de récidive.
  - Les oublis de traitements.
  - Les professionnels à consulter.

OBJECTIFS DES SOINS INFIRMIERS

Diagnostics infirmiers prévalents

- Diminution de l'irrigation tissulaire
- Diminution du débit cardiaque
- Douleur aiguë
- Anxiété
- Intolérance à l'activité
- Difficulté à se maintenir en santé
- Apprendre

Surveiller l'apparition de complications et de récidives :

– Assurer le contrôle continu des fonctions vitales :
  - Cardiovasculaire : mise sous scope, monitorage de la pression artérielle.
    - Voir l'encadré « Soins – Réaliser des électrocardiogrammes en urgence et de façon répétée dans les premières heures de la phase aiguë » p. 19.
  - Respiratoire : monitorage de la saturation en oxygène.
  - État de conscience : observation des attitudes et entretiens fréquents avec le patient permettant d'être alerté en cas de survenue d'un trouble de la conscience.
– Interrogation du patient sur la survenue de douleurs éventuelles et leurs localisations.
– Observation de l'état de la peau et repérer les signes d'état de choc :
  - Température au toucher, sueurs froides.
  - Pâleur, marbrures.
– Réaliser les soins préventifs relatifs à la prévention des complications de décubitus :
  - Maintien de l'intégrité de la peau.
  - Prévention de la maladie thrombo-embolique : voir le chapitre « La maladie thrombo-embolique » p. 135.

Favoriser la réduction du stress :

– Instaurer une relation rassurante favorisant la réduction du stress.
– Rester à l'écoute de l'expression des craintes passées ou à venir : angoisse de mort, douleurs intenses.
– Maintenir des conditions environnementales favorables au repos : ambiances sonores, nombre de personnes autour du patient…
– Assurer la permanence des conditions de sécurité : voir ci-dessous.

Assurer la permanence des conditions de sécurité :

– Voir l'encadré « Soins – Prise en charge d'un patient atteint d'un syndrome coronarien aigu » p. 21.
– Voir l'encadré « Soins – Prise en charge d'un patient en phase aiguë d'infarctus du myocarde » p. 27.
– Installer le patient dans une position qui soulage le travail du cœur : buste surélevé, jambes basses.
– Maintenir une voie veineuse en se référant aux protocoles pour les soins locaux, les changements de cathéters.
– Connaître les protocoles, les conduites à tenir, les thérapeutiques.
– Assurer la disponibilité du matériel qui doit être vérifié périodiquement et bénéficier d'un programme de maintenance :
  - Dispositifs d'oxygénothérapie prêts à être utilisés en urgence.
  - Appareils de monitoring continu :
    - Réglages des fourchettes d'alarme spécifique en fonction des objectifs de la surveillance clinique.
    - Passages fréquents au lit du patient pour :
      - Analyser, interpréter les mesures, les tracés, les alarmes.
      - Vérifier la bonne disposition du matériel et donc la fiabilité des mesures : adhérence des électrodes, position du brassard et du capteur de l'oxymètre de pouls.
  - Chariot d'urgence dont le contenu est vérifié et fonctionnel.

Favoriser la reprise alimentaire tant quantitative que qualitative :

– Augmentation progressive des quantités.

- Aide au choix des aliments afin de réduire les apports :
  - En graisses : réduction de l'hypercholestérolémie.
  - En sucre : prévention du diabète sucré.
  - En sel : réduction de l'hypertension.
- Privilégier les légumes, volailles, viandes grillées, fruits, poissons, l'eau, aux charcuteries, fromages, fritures, viandes grasses et boissons sucrées et/ou alcoolisées.
- Limiter la constipation source d'efforts.

Administrer et surveiller les traitements en termes d'efficacité et d'effets secondaires :
Voir tableau, ci-dessous.

Veiller à assurer les conditions de sécurité d'une reprise d'activités :
- Protocole de mobilisation adapté aux capacités du système cardio-respiratoire du patient.
- Aide et assistance pour les soins quotidiens qui tiennent compte de cette progression.
- Observation des signes d'alerte tels que pâleur, tachypnée ou sueurs.
- Interrogation du patient sur ses sensations.
- Surveillance du pouls et de la pression artérielle pendant et après un effort.
- Connaissance des valeurs de base au repos de la pression artérielle et de la fréquence cardiaque afin de signaler toute modification.

ÉDUCATION THÉRAPEUTIQUE

Initier une démarche d'éducation (à court terme) :
- Tenir compte des connaissances du patient, de son âge, pour lui apporter des informations adaptées (diagnostic éducatif) :
  - Déterminer avec lui des objectifs prioritaires de sécurité :
    - Contrôler son pouls au cours d'un effort.
    - Évaluer sa propre tolérance à l'effort.
    - Reconnaître les signes d'alerte : apparition d'une douleur, moments de survenue et localisation.
    - Connaître et appliquer la conduite à tenir face à une crise : personnes à alerter, position à adopter.
- Envisager les modifications concernant les habitudes de vie en fonction des facteurs de risque présents : tabac, cholestérol, surcharge pondérale, hypertension…

Accompagner le patient dans ses projets de changements d'habitudes de vie en poursuivant la démarche d'éducation (à moyen terme) :
Diagnostic éducatif :
- Exploration de l'environnement, du mode de vie, des contraintes, du soutien de l'entourage du patient.

Classes médicamenteuses	Effets recherchés	Éléments de surveillance	Effets indésirables
Dérivés nitrés	Vasodilatation, antalgie	• Pression artérielle (risque de ↓) • Disparition de la douleur	Céphalées, rougeurs du visage, collapsus
Inhibiteurs calciques	Voir chapitre « Hypertension artérielle » p. 12		
Bêtabloquants	Diminution de la fréquence et du travail cardiaque, réduction des besoins en oxygène	• Pression artérielle (risque de ↓) • Pouls • Glycémie	Masque les signes d'hypoglycémie, risque de vertiges
Nalbuphine ou morphine	Antalgie	• Conscience • Fréquence et amplitude respiratoire • Disparition de la douleur	Dépression respiratoire, céphalées, vertiges, confusion
Acide acétylsalicylique (dose antiagrégante plaquettaire)	Réduire les risques de formation d'un thrombus	• Hématomes • Temps de saignement (↑)	Douleurs digestives (risques d'ulcères), allergie (asthme à l'aspirine)
Anticoagulants	Voir le chapitre « Maladie thrombo-embolique » p. 140		

– Appréciation de ses connaissances sur sa maladie, ses traitements, ses facteurs de risque, son état de santé, des compétences déjà acquises.
– Prise en compte de son état psychologique vis-à-vis de sa maladie, de ses traitements, des modifications à apporter dans ses habitudes de vie.
– Élaboration avec le patient d'un contrat d'éducation
  • Centré sur ce qu'il est prêt à mettre en œuvre en vue d'agir sur ses propres facteurs de risques.
  • Intégrant des objectifs prioritaires liés à sa sécurité.
– Faciliter, accompagner la compréhension et la mise en œuvre de changements durables favorables à son état de santé :
  • Consommation alimentaire
    - De sel : réduction des charcuteries, assaisonnements avec des aromates naturels (herbes).
    - De graisses : modes de cuisson privilégiant les graisses végétales, ou l'absence de graisses ajoutées (grillades, vapeur…).
  • Réduction de son stress et de sa sédentarité
    - Introduction d'activités physiques adaptées à sa vie quotidienne : fréquences, durées, types d'activités.
  • Aide à l'arrêt du tabac
    - Information sur les risques.
    - Identification de la motivation : bénéfices/risques.
    - Évaluer la dépendance et les stratégies possibles.
– Identifier les possibilités d'impliquer le patient et son entourage par :
  • La tenue d'un carnet de suivi : chiffres tensionnels, cholestérolémies, glycémies, journal alimentaire, journal d'activités physiques…
  • L'apprentissage de nouvelles recettes.
  • Les mises en situation adaptées au contexte de vie socioprofessionnelle :
    - Repas quotidiens, repas de fêtes, restaurant, cantine…
    - Loisirs, environnement.
– Enseigner au patient les mesures d'autosurveillance et l'entraîner à la planification quotidienne de ses traitements :
  • Automesure tensionnelle éventuellement : voir l'encadré « Principes de l'apprentissage de l'automesure tensionnelle » p. 11.
  • Digitaliques, bêtabloquants :
    - Contrôle du pouls sur une minute.
    - Conduite à tenir si le pouls descend en dessous de 60/minute.
  • Antiangoreux :
    - Adapter son activité physique à ses limites.
    - Reconnaître une douleur thoracique d'origine angineuse.
    - Quand ? Qui ? et où consulter ?
  • Diurétiques :
    - Se peser.
    - Repérer la survenue d'œdèmes.
    - Comprendre et interpréter des observations, identifier les conduites à tenir.
    - S'assurer dans le temps du maintien des compétences acquises, des nouveaux besoins et des ajustements à réaliser.

Ce programme d'éducation relève d'un travail d'équipe offrant au patient la mise en commun durable et répétée de compétences : médicales, psychologiques, diététiques, soignantes.

Auto-évaluation : Vrai ou Faux

1. Parmi les facteurs de risque des maladies cardiovasculaires on retrouve le diabète.
2. Chez la femme la maladie coronaire est plus fréquente après la ménopause.
3. Après une randonnée en montagne, l'un des marcheurs se plaint de douleurs dans la mâchoire : c'est une douleur sans conséquence.
4. Les plaques d'athérome conduisent à une sténose qui favorise la formation d'un thrombus.
5. L'infarctus du myocarde intervient plus fréquemment après des crises répétées d'angine de poitrine.
6. Le diagnostic d'infarctus du myocarde repose uniquement sur la présence d'anomalies caractéristiques du tracé d'ECG.
7. Les dérivés nitrés améliorent l'apport en oxygène au niveau du myocarde.
8. La troponine T, les CPK-MB, les CPK, les SGOT (ou ASAT) et la myoglobine sont tous spécifiques du muscle cardiaque.
9. La thrombolyse permet d'obtenir le rétablissement du flux sanguin dans un vaisseau coronaire obstrué par un caillot.
10. Des troubles du rythme peuvent survenir au cours d'une thrombolyse.
11. Avant et après un cathétérisme cardiaque gauche, il faut surveiller exclusivement les pouls à gauche.
12. Une fréquence cardiaque qui reste élevée après un effort témoigne des capacités d'adaptation du système cardiopulmonaire du patient.
13. L'absence de douleur constrictive élimine toute suspicion d'infarctus.
14. Dans la maladie coronarienne l'acide acétylsalicylique (aspirine) est prescrit pour son action antalgique.

Réponses

1. **Vrai** : le diabète est l'un des 7 facteurs de risque des maladies cardiovasculaires.
2. **Vrai** : en raison de la disparition de la protection hormonale.
3. **Faux** : la mâchoire est l'une des localisations possibles de la douleur angineuse : il faut consulter un médecin en urgence.
4. **Vrai** : dépôt de lipides – réduction de la lumière vasculaire (sténose) – occlusion de l'artère – formation d'un caillot (thrombose) – diminution de la perfusion du muscle cardiaque – ischémie.
5. **Vrai** : on parle alors d'angor instable ou de syndrome coronarien aigu lorsque les crises se répètent et ne cèdent pas à la prise d'un dérivé nitré et au repos ; l'angor instable signale un risque d'infarctus imminent.
6. **Faux** : l'ECG n'est parlant que dans 80 % des infarctus – Les symptômes cliniques et/ou une élévation des enzymes cardiaques sont nécessaires pour affirmer le diagnostic d'infarctus.
7. **Vrai** : ils ont une action vasodilatatrice ; la pression artérielle doit par conséquent être surveillée.
8. **Faux** : seules la troponine T et la fraction MB des CPK sont spécifiques du muscle cardiaque ; l'augmentation des autres enzymes (CPK, SGOT et myoglobine) ne permet pas de confirmer le diagnostic d'infarctus myocardique.
9. **Vrai** : la thrombolyse consiste à dissoudre le thrombus, levant ainsi l'obstacle à la circulation sanguine.
10. **Vrai** : les troubles du rythme sont en général signes d'une reperméabilisation des coronaires et ne nécessitent pas de traitement antiarythmique.
11. **Faux** : les pouls des deux côtés doivent être repérés et palpés avant et après l'examen, afin de contrôler précisément par comparaison ces mêmes pouls et dépister précocement un trouble vasculaire.
12. **Faux** : après un effort, un pouls qui ne revient pas aux valeurs de repos signale un dépassement des capacités d'adaptation du système cardiopulmonaire. Le patient doit s'allonger, le pouls et la pression artérielle doivent être surveillés et le médecin doit être prévenu.
13. **Faux** : chez certains patients (diabétiques, personnes âgées) le tableau peut être peu ou pas douloureux.
14. **Faux** : il est prescrit pour réduire le risque de formation d'un thrombus par son action antiagrégante plaquettaire ; la douleur thoracique aiguë sera soulagée plutôt par un antalgique de type morphinique (nalbuphine ou morphine).

INSUFFISANCE CARDIAQUE

L'essentiel à retenir

- L'insuffisance cardiaque n'est pas une maladie autonome mais une conséquence de pathologies cardiovasculaires préexistantes.
- Elle est due à une incapacité du cœur à adapter son débit aux besoins de l'organisme.
- Il s'agit d'une des maladies les plus fréquentes qui touche 500 000 personnes en France.
- Son principal symptôme est la dyspnée, d'abord à l'effort puis permanente en fonction du degré de gravité de l'atteinte cardiaque.
- Sa prise en charge associe règles hygiéno-diététiques et traitement médicamenteux.
- L'insuffisance cardiaque est en général une affection chronique émaillée d'épisodes de décompensation aiguë (œdème du poumon) qui nécessitent une prise en charge en urgence.
- L'éducation thérapeutique de l'insuffisant cardiaque est essentielle pour éviter les décompensations aiguës.

DÉFINITION ET CAUSES

- Incapacité du cœur à adapter son débit aux besoins de l'organisme.
- L'insuffisance cardiaque n'est pas une maladie autonome mais une conséquence de pathologies cardiovasculaires préexistantes.
- Les principales causes sont l'hypertension artérielle, les pathologies cardiaques (maladie coronaire, valvulopathies, cardiomyopathies, myocardite…), les atteintes pulmonaires (bronchite chronique, embolie pulmonaire…) et certaines maladies endocriniennes (diabète…).
- Il peut exister une diminution de la capacité d'éjection du ventricule gauche (**insuffisance cardiaque gauche**) ou du ventricule droit (**insuffisance cardiaque droite**) ou de l'ensemble du cœur (**insuffisance cardiaque globale**).
- Selon la durée d'installation, on différencie l'**insuffisance cardiaque aiguë** de l'**insuffisance cardiaque chronique**.
- En clinique, on parle d'**insuffisance cardiaque compensée** lorsque le travail de la pompe cardiaque est amélioré par une contre-régulation qui permet d'assurer un débit cardiaque suffisant. Dans une **insuffisance cardiaque décompensée**, cela n'est plus possible.

Voir figure 3.1, page suivante.

Comprendre

Le système cardiovasculaire est constitué d'une pompe et de tuyaux. Son bon fonctionnement dépend de la force de pompe et de la taille des tuyaux. Les dysfonctionnements peuvent être liés aux mécanismes suivants :

1. Faiblesse de la pompe qui n'évacue pas suffisamment de sang à chaque contraction → du liquide stagne dans les chambres de la pompe → le liquide qui arrive à la pompe ne peut pas

à y pénétrer en quantité suffisante → la pompe est engorgée → le liquide stagne en amont de la pompe et essaye de sortir des tuyaux soit au niveau de la grande circulation (œdèmes périphériques), soit au niveau de la petite circulation (œdème du poumon).

2. Les tuyaux ont un diamètre trop important et la pompe fatiguée n'arrive pas à y envoyer le liquide avec une force assez grande → la pression dans les tuyaux chute (état de choc cardiogénique) et la pompe est engorgée comme dans la situation 1.
3. Les tuyaux ont un diamètre trop faible → la pompe lutte pour y faire circuler le liquide et se fatigue → engorgement de la pompe comme dans la situation 1.

5 branches colatérale de l'aorte =
- 2 CORONAIRES (DROITE & GAUCHE)
- 1 ARTÈRE BRACHIO-CÉPHALIQUE QUI SE DIVISE EN ARTÈRE SOUS CLAV. D 1 CAROTIDE D
- 1 CAROTIDE G
- 1 SOUS CLAV G

= 5

1 Crosse de l'aorte
2 Veine cave supérieure (VCS)
3 Oreillette droite (OD)
4 Veine cave inférieure (VCI)
5 Valvule tricuspide
6 Ventricule droit (VD)
7 Artère pulmonaire (AP)
8 Oreillette gauche (OG)
9 Valvule mitrale
10 Ventricule gauche (VG)
11 Cloison interventriculaire
12 Pointe du cœur
13 Tête
14 Membre supérieur droit
15 Poumon droit
16 Veines sus-hépatiques
17 Veine porte
18 Membre inférieur droit
19 Vaisseaux iliaques
20 Membre supérieur gauche
21 Poumon gauche
22 Foie
23 Tronc cœliaque
24 Rate
25 Estomac
26 Intestin
27 Aorte descendante
28 Reins
29 Membre inférieur gauche
30 Veine pulmonaire (VP)

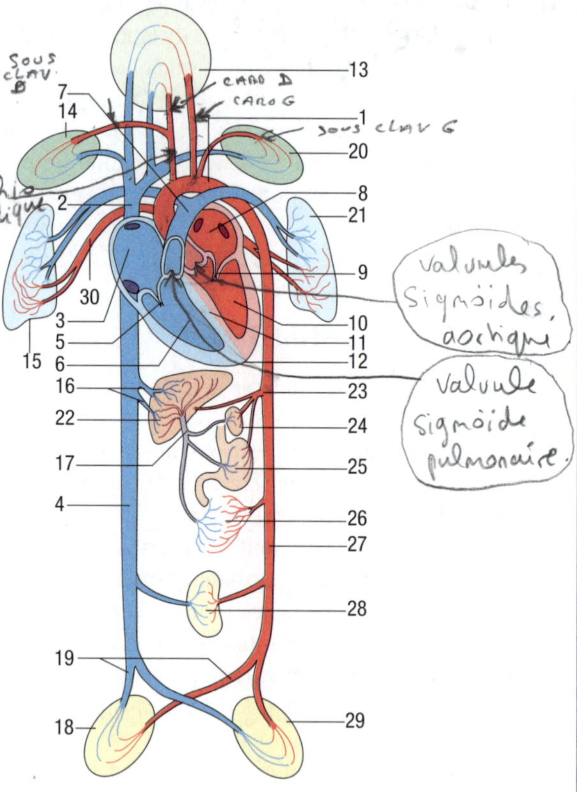

Figure 3.1 : Cœur et circulation

ÉPIDÉMIOLOGIE

- C'est une des pathologies les plus fréquentes dans les pays développés qui touche les sujets d'âge mûr et les personnes âgées.
- Le nombre d'insuffisants cardiaques en France est d'environ 500 000 (avec 120 000 nouveaux cas par an) et cette pathologie est à l'origine de plus de 32 000 décès annuels.
- 2/3 des patients ont plus de 70 ans.
- Les dépenses liées à l'insuffisance cardiaque représentent plus de 1 % des dépenses médicales totales.

1. INSUFFISANCE CARDIAQUE CHRONIQUE

MÉCANISME

Le plus souvent, l'insuffisance cardiaque chronique est la conséquence d'une hypertension dans la petite ou la grande circulation (insuffisance cardiaque droite ou gauche) au cours de laquelle le muscle cardiaque doit pomper contre la pression augmentée dans les vaisseaux, c'est-à-dire que **le ventricule doit fournir un travail plus important**.

↓

Afin de pouvoir répondre à cette augmentation de travail, les fibres musculaires se modifient, elles deviennent plus longues et plus épaisses.
Il se développe une **hypertrophie musculaire cardiaque**.

↓

Si cette surcharge de travail cardiaque dure, le cœur est dépassé et sa capacité d'éjection diminue. Le volume de sang qui reste dans le cœur à chaque systole augmente et les ventricules **se dilatent**. Il se développe souvent une **maladie coronaire** en parallèle qui limite encore plus les performances cardiaques.

SIGNES ET SYMPTÔMES

Insuffisance cardiaque droite

Causes fréquentes
Insuffisance cardiaque gauche, valvulopathies (principalement du cœur droit), maladies pulmonaires.

Symptômes de l'insuffisance cardiaque droite
- Turgescence des veines jugulaires.
- Œdèmes des membres inférieurs.
- Hépato- et splénomégalie, reflux hépato-jugulaire.
- Ascite.

Insuffisance cardiaque gauche

Causes fréquentes
Hypertension artérielle, valvulopathie (principalement du cœur gauche), maladie coronaire, infarctus du myocarde, troubles du rythme cardiaque.

Symptômes de l'insuffisance cardiaque gauche
- Faiblesse et fatigabilité.
- Dyspnée d'effort, de repos, orthopnée.
- Râles crépitants au niveau des poumons, toux.
- Œdème du poumon.
- Cyanose.
- Utilisation des muscles respiratoires accessoires.

Symptômes communs aux insuffisances cardiaques droite et gauche

- Limitation de la tolérance à l'effort.
- Pollakiurie nocturne.
- Tachycardie à l'effort, troubles du rythme.
- Cardiomégalie, épanchement pleural et péricardique.
- Au stade terminal, diminution de la pression artérielle.

Tableau 3.1 : Différents stades de l'insuffisance cardiaque (définition de la *New York Heart Association*, abréviation **NYHA**).

Stades	Signes cliniques
I	Dyspnée pour des efforts importants inhabituels, aucune gêne dans la vie courante
II	Dyspnée à la marche rapide ou à la montée des escaliers (plus de 2 étages)
III	Dyspnée à la marche normale ou pour des efforts minimes
IV	Dyspnée permanente de repos

INVESTIGATIONS

- Échographie cardiaque couplée au Doppler : examen clef permettant d'évaluer l'état du cœur et de diagnostiquer des valvulopathies.
- Radiographie pulmonaire : augmentation de la taille du cœur, surcharge vasculaire pulmonaire.
- ECG : signes d'hypertrophie cardiaque et/ou de maladie coronaire.
- Examens complémentaires utiles dans certains cas : cathétérisme cardiaque droit, scintigraphie myocardique, biopsie myocardique.

ÉVOLUTION, COMPLICATIONS ET PRONOSTIC

- Évolution souvent émaillée de poussées aiguës → œdème aigu du poumon (voir ci-dessous), favorisées par un écart du régime sans sel, une poussée hypertensive, l'arrêt des médicaments, les troubles du rythme auriculaire, une embolie pulmonaire…
- Mortalité élevée due soit à une décompensation résistante au traitement, soit à une mort subite le plus souvent par trouble du rythme cardiaque.

THÉRAPEUTIQUE

Si possible, élimination de la cause (par ex. traitement chirurgical d'une valvulopathie)

↓

Règles hygiéno-diététiques (régime sans sel, perte de poids)

\+

Traitement médicamenteux (dérivés nitrés, diurétiques, inhibiteurs de l'enzyme de conversion, digitaliques, nouveaux bêtabloquants)

↓

Transplantation cardiaque éventuelle (insuffisance cardiaque très évoluée chez un sujet jeune)

Soins – Le régime sans sel en institution

- Se coordonner avec le service diététique et/ou la cuisine pour assurer le respect de cette **prescription médicale** lors de la préparation des plateaux repas.
- S'enquérir des habitudes alimentaires et informer le patient, en langage simple, des effets du sel sur son organisme et des raisons de la mise en place de cette mesure.
- Repérer les erreurs pouvant survenir dans la constitution des plateaux repas : fromages, charcuteries, apports de sel dans les préparations (soupes, omelettes, accompagnements, conserves, pain, boissons gazeuses…) : informer et former le personnel chargé de la distribution des plateaux ; toute erreur doit être signalée et rectifiée.
- Demander au patient de signaler des anomalies et faire le nécessaire pour informer et faire respecter la prescription médicale par les autres membres du personnel.
- S'assurer que le patient et son entourage n'ajoutent pas de sel lors des prises de repas pour améliorer le goût : suggérer plutôt des aromates, type herbes à l'état naturel.

Comprendre – Objectif du traitement médicamenteux

- Améliorer la contractilité du cœur (inotropisme positif).
- Diminuer le volume du sang à pomper (précharge).
- Abaisser la pression d'éjection ventriculaire (post-charge).

Informations pharmacologiques

Inhibiteurs de l'enzyme de conversion

Propriétés – Mécanismes d'action

Action sur le système hormonal rénal (système rénine-angotensine-aldostérone) qui régule la tension artérielle. L'inhibition de l'enzyme de conversion bloque la production de l'angiotensine II qui est un puissant vasoconstricteur. La vasodilatation qui en résulte entraîne une baisse de la pression artérielle.

Effets secondaires
Voir chapitre « Hypertension artérielle ».
ATTENTION : utilisation à doses très progressives sous contrôle médical car risque d'aggravation de l'insuffisance cardiaque.

Produits disponibles (exemples)
Captopril (Lopril®)
Énalapril (Rénitec®)
Lisinopril (Zestril®)
Périndopril (Coversyl®)
Ramipril (Triatec®)
IEC associé à un diurétique : Acuilix®, Captéa®, Co-Rénitec®, Fozirétic®, Korétic®, Zestorétic®.
IEC associé à un inhibiteur calcique : Ocadrik®, Tarka LP®.

Digitaliques

Propriétés – Mécanismes d'action

- Augmentent la contractilité du myocarde (*inotropie positive*).
- Ralentissent la fréquence cardiaque (*chronotropie négative*).
- Diminuent la vitesse de conduction (*dromotropie négative*).
- Augmentent l'excitabilité (*bathmotropie positive*).

Le cœur affaibli peut éjecter plus de sang, c'est-à-dire qu'il travaille de manière plus économique, et tous les organes périphériques sont mieux irrigués.

Effets secondaires – Surveillance
ATTENTION : Les digitaliques se différencient principalement en fonction de leur type d'absorption et d'élimination. Mais pour tous la zone thérapeutique est très étroite, c'est-à-dire que des effets secondaires apparaissent déjà avec un très faible surdosage.

- Troubles digestifs : anorexie, nausées, vomissements.
- Troubles neurosensoriels : vertiges, céphalées, vision colorée en jaune.
- Troubles de la conduction et de l'excitabilité cardiaque potentiellement mortels → hospitalisation en soins intensifs, utilisation éventuelle d'anticorps antidigitaliques (très efficaces mais disponibilité réduite). Au moindre doute de sous- ou surdosage, effectuer une mesure des taux sanguins.
- Surdosage : digoxinémie > 3 ng/mL ou digitoxinémie > 30 ng/mL.
- Surveillance régulière de la kaliémie, de la fonction rénale et hépatique, des taux plasmatiques ainsi que de l'ECG (ralentissement du rythme cardiaque, dépression caractéristique du segment ST en cupule).
- Réduire la posologie de la digoxine en cas d'insuffisance rénale et de la digitoxine en cas d'insuffisance hépatique.

Tableau 3.2 : Les médicaments de la classe des digitaliques.

Produit	Nom commercial	Délai d'action par voie IV	Durée d'action (jours)	Mode d'élimination	Remarques
Digoxine	Digoxine Nativelle® Hémigoxine Nativelle®	10 à 30 minutes	1 - 2	Reins	Très maniable, contre-indiquée en cas d'altération de la fonction rénale
Digitoxine	Digitaline Nativelle®	N'existe pas	4 - 6	Foie et reins	Peu maniable, traitement de choix en cas d'insuffisance rénale

Bêtabloquants particuliers

Propriétés – Mécanismes d'action

- Seuls 3 produits peuvent être utilisés dans cette indication – le bisoprolol (Cardensiel®, Cardiocor®), le carvédilol (Krédex®) et le métroprolol (Sélozok LP®) – alors qu'il s'agit d'une contre-indication pour les autres bêtabloquants.
- Action par diminution de la fréquence et de la conduction cardiaque (bradycardie) ainsi que diminution de la contractilité cardiaque (hypotension) → ces deux effets ayant un effet bénéfique qui est la diminution du travail du cœur et de sa consommation d'oxygène.

Effets secondaires – Surveillance

ATTENTION : prescription initiale sous surveillance médicale stricte par un spécialiste avec une augmentation très progressive des doses en fonction de la tolérance.

- Bénins : asthénie transitoire, bradycardie.
- Rares, mais imposant l'arrêt du traitement : bradycardie sévère, hypotension, bloc auriculo-ventriculaire, insuffisance cardiaque, crise d'asthme, hypoglycémie, éruptions cutanées, syndrome de Raynaud.
- Divers : insomnie et/ou cauchemars, impuissance, troubles digestifs, sécheresse des yeux, chute de cheveux.

2. INSUFFISANCE CARDIAQUE AIGUË

MÉCANISME

Événement brutal entraînant une surcharge cardiaque en pression et en volume qui ne peut plus être équilibrée par des mécanismes de compensation comme l'augmentation de la fréquence et de la contractilité cardiaque.

Insuffisance cardiaque gauche aiguë

- Causes : infarctus du myocarde, crise hypertensive, rupture (partielle) brutale d'une valvule cardiaque.
- Conséquence : **œdème pulmonaire**, voire choc cardiogénique.

Insuffisance cardiaque droite aiguë

- Causes : embolie pulmonaire (augmentation brutale de la pression dans la circulation pulmonaire) et insuffisance cardiaque gauche aiguë.
- Conséquence : insuffisance cardiaque droite évoluant souvent vers un choc cardiogénique.

3. ŒDÈME AIGU DU POUMON

DÉFINITION ET CAUSES

- Incapacité du cœur à pomper efficacement qui se traduit par une baisse du débit cardiaque et une gêne au retour veineux pulmonaire, ce qui entraîne un passage de liquide dans les alvéoles (d'où le bruit caractéristique de la respiration dû au passage d'air dans du liquide).
- Cause la plus fréquente : décompensation aiguë d'une insuffisance cardiaque gauche, souvent dans le cadre d'un infarctus ou d'une cardiomyopathie.

SIGNES ET SYMPTÔMES

- Orthopnée (dyspnée de repos, le patient se tenant assis) et polypnée > 30/min.
- Respiration bruyante, encombrement, parfois mousse rosée aux lèvres.
- Sueurs, cyanose.
- Angoisse, agitation.
- Pouls rapide > 100/min.
- PA normale ou élevée.
- Râles crépitants à l'auscultation.

Urgence – Signes de gravité

- Troubles de la conscience
- Cyanose, marbrures, sueurs
- PA < 100 mmHg
- Bradycardie < 70/min

↓

État de choc cardiogénique
RISQUE d'arrêt cardiorespiratoire

THÉRAPEUTIQUE

Si la cause de l'œdème aigu du poumon est un infarctus du myocarde, son traitement est prioritaire (voir p. 27). Dans les autres cas :

Soins – Prise en charge d'un patient présentant un œdème aigu du poumon

Installer le patient

- Relever le buste du patient et abaisser ses jambes.
- Administrer de l'O_2 au masque à haute concentration (9-12 L/min).

Mettre en place une surveillance des fonctions vitales

- Mesurer la pression artérielle et le pouls : noter les chiffres initiaux.
- Installer des modules de monitorage : scope, mesure automatique de la PA et oxymètre de pouls.
- Réaliser un enregistrement ECG : 12 dérivations.

Poser une voie veineuse et prélever les examens biologiques (sur prescription médicale)

- Voie veineuse avec un soluté glucosé à 5 % (ou autre soluté).
- Ionogramme sanguin, enzymes cardiaques (troponine, myoglobine, ASAT, LDH), fonction rénale (créatinine et urée).

Démarrer le traitement médical (prescription médicale)

- Éventuelle ventilation non invasive au masque en pression positive (CPAP).
- Diurétique en intraveineux.
- Vasodilatateur (dérivé nitré) en bolus (spray sub-lingual ou intraveineux) puis en perfusion continue.
- En cas d'aggravation (choc cardiogénique) : tonicardiaque (par ex. dobutamine).

ÉDUCATION THÉRAPEUTIQUE (OBJECTIFS ET THÈMES)

- Les connaissances sur la maladie, les traitements et les objectifs à atteindre :
  - Stabilisation de la pression artérielle.
  - Réduction de la surcharge pondérale.
  - Suivi régulier des traitements afin d'éviter les récidives.
- Les modifications de comportements à envisager impliquant le patient et son entourage : voir chapitre « Maladie coronaire » p. 31 et 32.
  - Réduction des apports alimentaires en sel.
- Les gestes d'autosurveillance à acquérir :
  - Poids, dépistage des œdèmes. Le patient doit apprendre à se peser tous les jours.
  - Autosurveillance tensionnelle : voir chapitre « Hypertension artérielle » p. 11.
  - Effets secondaires des traitements spécifiques.
- Les conduites à tenir par le patient et son entourage :
  - Reconnaissance des signes d'alerte et de récidive (par exemple, prise de poids rapide et inexpliquée).
  - Oublis de traitements.
  - Professionnels à consulter.

OBJECTIFS DES SOINS INFIRMIERS

Diagnostics infirmiers prévalents

- Mode de respiration inefficace
- Diminution du débit cardiaque
- Diminution de l'irrigation tissulaire
- Excès du volume liquidien
- Intolérance à l'activité
- Difficulté à se maintenir en santé
- Apprendre

Observer l'évolution des symptômes et dépister des signes de décompensation aiguë :

- Assurer le contrôle continu des fonctions vitales :
  - Observer la fonction respiratoire au repos : fréquence, mobilisation des muscles accessoires, tirage, cyanose, bruits respiratoires, encombrement, observation des expectorations (mousseuses, rosées).
  - Prendre le pouls : à prendre sur une minute avec recherche de troubles du rythme possibles, de tachycardie ou bradycardie (signes de gravité).
  - Mesurer la pression artérielle : dépistage d'une hypertension ou d'une hypotension.
  - Observer le comportement du patient : agitation, troubles de la conscience éventuels.
- Réaliser le bilan hydrique :
  - Noter les sorties : diurèse, diarrhée éventuelle.
  - Les apports : comptabiliser les quantités bues, les apports par perfusions.
    ATTENTION : parfois restriction hydrique sur prescription médicale.
  - Peser le patient pour suivre l'évolution des œdèmes.
- Observer la peau : recherche de marbrures et d'œdèmes.
- Dépister les aggravations : voir l'encadré « Soins – Prise en charge d'un patient présentant un œdème aigu du poumon » p. 44.

Assurer le confort et faciliter le soulagement des symptômes :

- Installer le patient en position buste surélevé et respecter le repos prescrit.
- Aider le patient pour ses soins d'hygiène quotidienne et ses mobilisations afin de limiter les efforts.
- Réaliser les soins préventifs relatifs à la prévention des complications de décubitus :
  - Maintien de l'intégrité de la peau.
  - Prévention de la maladie thrombo-embolique : voir le chapitre « La maladie thrombo-embolique » p. 135.
- Mettre à disposition bassin et/ou urinal ou faciliter l'accès aux toilettes sans effort : mictions fréquentes peu volumineuses (pollakiurie nocturne).
- Demander au patient de s'exprimer sur ce qu'il ressent : peurs, difficultés.

Assurer la permanence des conditions de sécurité :

- Assurer des passages fréquents au lit du patient pour :
  - Analyser, interpréter les mesures, les tracés, les alarmes.
  - Vérifier la bonne disposition du matériel et donc la fiabilité des mesures : adhérence des électrodes, position du brassard et de l'oxymètre de pouls.
  - Assurer la disponibilité du matériel qui doit être vérifié périodiquement et bénéficier d'un programme de maintenance et de protocoles d'utilisation :
    - Dispositifs d'oxygénothérapie prêts à être utilisés en urgence.
    - Appareils de monitoring continu : réglages des fourchettes d'alarme spécifique en fonction des objectifs de la surveillance clinique.
    - Chariot d'urgence au contenu vérifié, fonctionnel.
  - Connaître les protocoles thérapeutiques et les conduites à tenir.
- Maintenir une voie veineuse si nécessaire :
  - Se référer aux protocoles pour les soins locaux, les changements de cathéters.

ÉDUCATION THÉRAPEUTIQUE

Favoriser par le patient l'adoption de son traitement (à court terme) :

- Faciliter la compréhension de l'importance de la complémentarité de la diététique et du traitement médicamenteux.
- Expliquer et négocier la réduction des apports en sel et/ou l'instauration d'un régime sans sel : apporter au patient une information simple sur les principes de la rétention (eau et sel), lui permettre de s'approprier la compréhension des mécanismes à l'aide de schémas, dessins, exemples.
- Assurer l'administration et la surveillance des traitements.
  - Accorder une attention particulière à la recherche des effets secondaires liés au traitement et alerter le médecin en vue de modifications.

Classes médicamenteuses	Effets recherchés	Éléments de surveillance	Effets indésirables
Dérivés nitrés	Vasodilatation	Pression artérielle (risque de ↓)	Céphalées, bouffées de chaleur, rougeurs du visage, collapsus
Diurétiques	Diminution du volume sanguin circulant	• Natrémie, kaliémie (risque de ↓) • Hydratation, volémie • Pression artérielle	Hypotension orthostatique, déshydratation : soif, sécheresse buccale, crampes
Inhibiteurs de l'enzyme de conversion	Voir le chapitre « Hypertension artérielle » p. 12		
Digitaliques	Travail plus économique du cœur : fréquence, vitesse de conduction, excitabilité, contractilité	• Pouls • Digoxinémie • ECG	Bradycardie si surdosage. Troubles digestifs, troubles neurosensoriels : vertiges, céphalées, vision colorée en jaune
Bêtabloquants	Diminution du travail du cœur et de sa consommation en oxygène	• Pression artérielle (risque de ↓) • Pouls (risque de ↓) • Glycémie	Troubles du rythme, asthénie, éruptions cutanées, crises d'asthme, syndrome de Raynaud, masque les signes d'hypoglycémie, risque de vertiges

Envisager avec le patient les modifications à apporter à son mode de vie (à moyen terme) :

- Explorer avec lui ses habitudes alimentaires, ses goûts, son mode de vie, ses activités habituelles, ses projets et tenir compte de son âge.
- Favoriser l'implication du patient et de son entourage dans la recherche des transformations à envisager :
  - Modifications des habitudes alimentaires.
  - Sevrage tabagique.
  - Adaptation des efforts physiques : sur prescription médicale.
  - Perte de poids.
- Identifier avec l'aide d'une diététicienne :
  - Les premières mesures diététiques à mettre en œuvre.
  - Comment concrètement les réaliser :
    - Apprendre de nouvelles recettes permettant de ne plus saler les préparations et de conserver une qualité gustative.
    - Choisir des préparations toutes faites pauvres en sel.
    - Substitution des charcuteries et du fromage sec.
    - Identification des boissons adaptées.
- Enseigner au patient la réalisation des mesures d'autosurveillance :
  - Contrôler régulièrement son poids.
  - Observer l'apparition d'œdèmes.
  - Auto-évaluation de sa dyspnée afin d'adapter ses efforts.

Voir les chapitres « Hypertension artérielle » p. 11 et « Maladie coronaire » p. 33.

Auto-évaluation : Vrai ou Faux

1. La dyspnée est l'un des signes majeurs de l'insuffisance cardiaque.
2. Le diabète peut être la cause d'une insuffisance cardiaque.
3. L'orthopnée est une dyspnée qui survient à l'effort.
4. La pollakiurie nocturne est symptomatique de l'insuffisance cardiaque droite et gauche.
5. Les digitaliques peuvent provoquer des troubles digestifs.
6. Des écarts au régime sans sel ont des conséquences mineures dans l'évolution de l'insuffisance cardiaque.
7. Un pouls supérieur à 100/min et une fréquence respiratoire supérieure à 30/min sont des signes de gravité chez un patient insuffisant cardiaque.
8. Un encombrement bronchique chez un patient alité pour insuffisance cardiaque est sans gravité.
9. Les boissons gazeuses sont recommandées l'été quand il fait chaud pour l'hydratation des patients cardiaques âgés.

Réponses

1. **Vrai** : cette dyspnée survient d'abord à l'effort puis au repos.
2. **Vrai** : même si ce n'est pas la cause la plus fréquente, le diabète augmente la survenue de maladies cardiaques.
3. **Faux** : l'orthopnée est une dyspnée de repos qui amène le patient à se tenir assis.
4. **Vrai** : c'est un symptôme commun aux insuffisances cardiaques.
5. **Vrai** : ces troubles digestifs (anorexie, nausées, vomissements) apparaissent lors d'un très faible surdosage.
6. **Faux** : les écarts au régime sans sel favorisent la survenue de poussées aiguës d'insuffisance cardiaque et ce régime doit être respecté (par le personnel de soins et par le patient) au même titre qu'un traitement médicamenteux.
7. **Vrai** : la survenue d'une décompensation aiguë est probable surtout s'ils sont accompagnés de sueurs, cyanose, d'angoisse et d'agitation; le patient doit être installé en position buste surélevé, les jambes abaissées, prévoir l'administration d'oxygène et alerter le médecin.
8. **Faux** : l'encombrement bronchique chez un patient insuffisant cardiaque est un signe d'aggravation qui peut être dû au passage de liquide dans les alvéoles et signaler la survenue d'un œdème aigu du poumon.
9. **Faux** : de nombreuses boissons gazeuses contiennent du sel dont l'absorption en trop grande quantité peut être à l'origine d'une poussée d'insuffisance cardiaque.

TROUBLES DU RYTHME ET DE LA CONDUCTION CARDIAQUE

L'essentiel à retenir

- Les troubles du rythme et de la conduction cardiaque peuvent être asymptomatiques et décelés uniquement sur l'électrocardiogramme.
- Les deux troubles les plus graves sont :
  - La fibrillation ventriculaire qui correspond à un arrêt circulatoire et qui nécessite une défibrillation immédiate.
  - Le bloc auriculo-ventriculaire à l'origine d'un ralentissement extrême du cœur et nécessitant la mise en place d'un entraînement électrosystolique (pacemaker).
- Les médicaments antiarythmiques ont de nombreux effets secondaires qui nécessitent une surveillance régulière des patients.
- La prévention des récidives repose sur une bonne observance médicamenteuse.

DÉFINITION ET CAUSES

- **Troubles du rythme cardiaque** : anomalie de la fréquence ou de la régularité des battements cardiaques.
  - **Tachycardie** : fréquence cardiaque > 100 battements/min.
  - **Bradycardie** : fréquence cardiaque < 60 battements/min.
  - **Arythmie** : irrégularité des battements cardiaques quelle que soit leur fréquence.
  - **Tachyarythmie** : battements cardiaques irréguliers et rapides.
  - **Bradyarythmie** : battements cardiaques irréguliers et lents.
- **Troubles de la conduction cardiaque** : les troubles de la conduction cardiaque se produisent lorsque l'excitation normale en provenance du nœud sinusal n'est pas transmise par un chemin normal et avec une vitesse normale vers le myocarde.

Voir figure 4.1, page suivante.

Comprendre

- Le système électrique du cœur est composé d'un producteur autonome d'impulsions électriques et d'un réseau électrique de transmission de ces impulsions aux différentes parties du cœur dont elles déclenchent la contraction.
- Les troubles peuvent être dus aux dysfonctionnements suivants :
  - Production d'impulsions électriques anormales (extrasystoles) et/ou en trop grand nombre (troubles du rythme avec tachycardie).
  - Ralentissement ou interruption au niveau du réseau de transmission (blocs de branche, bloc sino-auriculaire, bloc auriculo-ventriculaire).
  - Court-circuit au niveau du réseau de transmission (syndrome de Wolff-Parkinson-White).

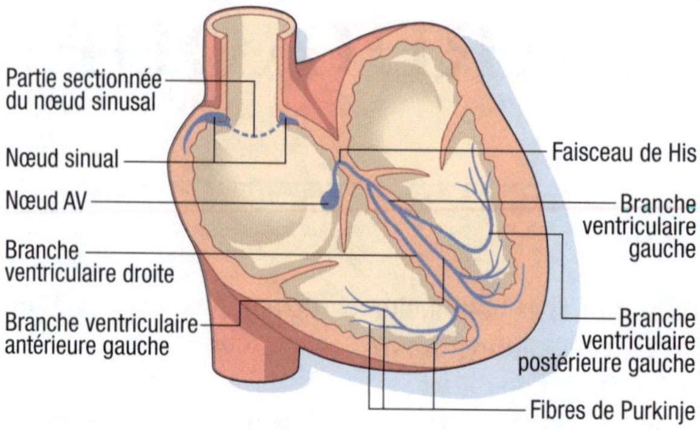

Figure 4.1 : Système de conduction de l'excitation cardiaque

À noter :

- Un trouble du rythme peut être dû à un trouble de la conduction.
- En cas de trouble de la conduction, le rythme est souvent ralenti.

L'ensemble de ces troubles peut survenir dans le cadre de diverses cardiopathies aiguës ou chroniques, mais également sur un cœur sain.

L'examen essentiel est l'électrocardiogramme (ECG).

1. EXTRASYSTOLES

DÉFINITION : battement cardiaque survenant en dehors du rythme de base normal.

Extrasystoles auriculaires

Définition et causes

- Contractions anormales des oreillettes, naissant à partir d'un foyer d'excitation ectopique (de localisation anormale).
- Possibilité de survenue sur un cœur sain ou bien association à une cardiopathie valvulaire ou ischémique principalement.
- Facteurs favorisants : état neurotonique, émotion, prise de boissons excitantes.

Épidémiologie

Très fréquentes.

Signes et symptômes

Seul signe clinique : parfois sensation d'une irrégularité intermittente des battements cardiaques.

Investigations

- ECG : l'extrasystole se manifeste par une onde P prématurée et de morphologie anormale (les complexes QRS restent tous identiques).
- ECG-Holter (sur 24 heures) : permet d'apprécier leur fréquence.

Évolution, complications et pronostic

- Dans la plupart des cas, elles sont anodines.
- Sur un cœur malade, elles peuvent annoncer la survenue d'une fibrillation auriculaire.

Traitement

- Dans la plupart des cas, aucun traitement n'est nécessaire.
- Lorsqu'elles sont gênantes, un traitement par anxiolytiques ou un bêtabloquant peut être proposé.

Extrasystoles jonctionnelles

Définition : contraction cardiaque prématurée par rapport au rythme sinusal normal.

Aspect ECG : l'excitation naît du tronc du faisceau de His, ce qui entraîne la formation d'un complexe QRS normal mais sans onde P ou avec une onde P anormale précédant ou suivant le complexe QRS.

Prise en charge : comme pour les extrasystoles ventriculaires.

Extrasystoles ventriculaires

Définition et causes

- Contractions anormales des ventricules, naissant à partir d'un foyer d'excitation ectopique (de localisation anormale).
- Possibilité de survenue sur un cœur sain.
- Association à une cardiopathie valvulaire ou ischémique, à un trouble électrolytique (hypokaliémie notamment) ou à une intoxication médicamenteuse.
- Facteurs favorisants sont un état neurotonique, l'émotion, la prise de boissons excitantes.

Épidémiologie

Très fréquentes.

Signes et symptômes

Seul signe clinique : parfois sensation d'une irrégularité intermittente des battements cardiaques.

Investigations

- ECG : l'extrasystole se manifeste par un complexe QRS déformé, non précédé par une onde P et survenant précocement. Elle peut être suivie d'un repos compensateur (apparition de l'onde P suivante retardée).
- ECG-Holter (sur 24 heures) : permet d'apprécier leur morphologie et leur fréquence.

Évolution, complications et pronostic

Critères de mauvais pronostic avec risque de transformation en tachycardie ou fibrillation ventriculaire :

- Survenue en salves.
- Morphologie variable.

- Précocité avec survenue sur l'onde T précédente.
- Phase aiguë de l'infarctus du myocarde.
- Dyskaliémie.
- Intoxication médicamenteuse.

Traitement

- Formes bénignes : abstention thérapeutique.
- En cas d'extrasystoles potentiellement dangereuses : traitement antiarythmique (lidocaïne en urgence, amiodarone ou bêtabloquant en traitement au long cours).

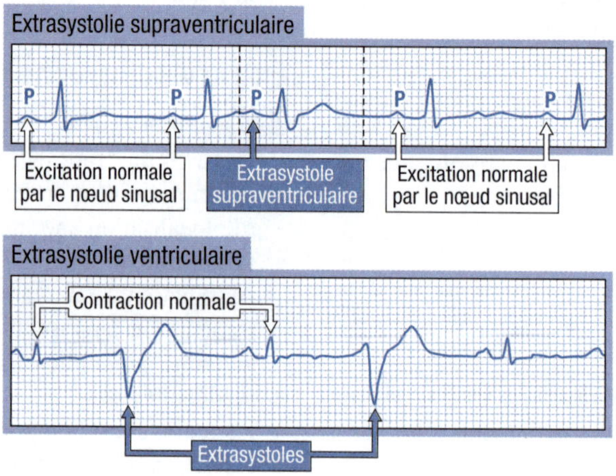

Figure 4.2 : Représentation électrocardiographique des différents types d'extrasystoles (les extrasystoles auriculaires et jonctionnelles sont regroupées sous le terme d'extrasystoles supraventriculaires)

2. TROUBLES DU RYTHME ET DE LA CONDUCTION AVEC TACHYCARDIE

DÉFINITIONS

- Trouble du rythme avec une fréquence cardiaque supérieure à 100 battements/minute.
- Plus la fréquence cardiaque augmente, moins le volume de sang éjecté dans la circulation par le cœur sera important, car les ventricules n'ont pas suffisamment de temps pour se relâcher et se remplir de nouveau ou bien les contractions sont trop faibles et non coordonnées.

On distingue :
- Les **tachycardies supraventriculaires** au cours desquelles le centre de formation de l'excitation siège au niveau de l'oreillette.
- Les **tachycardies ventriculaires** au cours desquelles le centre de formation de l'excitation siège au niveau des ventricules.

ATTENTION : les tachycardies ventriculaires équivalent au niveau fonctionnel à un arrêt cardio-circulatoire et nécessitent une réanimation immédiate avec une défibrillation !

Tachycardie sinusale

Définition : excitations en provenance du nœud sinusal, à une fréquence de 100-160/min, avec des battements en général régulier.

Cause : efforts physiques ou tension psychologique, fièvre, hyperthyroïdie, anémie, hémorragie, insuffisance cardiaque, caféine, certains médicaments.

Traitement : élimination de la cause, parfois bêtabloquants.

Tachycardie jonctionnelle (maladie de Bouveret)

Définition et causes

Accès de tachycardies dues à une anomalie de fonctionnement du nœud auriculo-ventriculaire.

Épidémiologie

Survient fréquemment chez les adultes jeunes, particulièrement du sexe féminin.

Signes et symptômes

- Crises sont à début et à fin brusques.
- Manifestations : palpitations avec une sensation de malaise.

Investigations

ECG : tachycardie régulière à complexes fins, entre 160 et 200 battements/minute.

Évolution, complications et pronostic

- Arrêt de la tachycardie souvent spontanée.
- Généralement bien supportée chez des personnes jeunes mais récidives fréquentes.

Traitement

- Réduction de la tachycardie à la phase aiguë : manœuvres vagales (massage des sinus carotidiens, compression des globes oculaires) ou injection intraveineuse d'adénosine (Krénosin® ou Striadyne®) ou d'un antiarythmique (diltiazem [Tildiem®]).
- Prévention des récidives : bêtabloquant ou inhibiteur calcique.

Wolff-Parkinson-White (syndrome de)

Définition et causes

- Accès de tachycardie paroxystique.
- Anomalie de la conduction de l'influx nerveux entre les oreillettes et les ventricules, à l'origine d'un véritable court-circuit, aboutissant à une activation prématurée des ventricules (on parle de préexcitation).

Épidémiologie

- Relativement fréquent.
- S'observe à tout âge, y compris chez les enfants et les nourrissons.

Signes et symptômes

Palpitations et sensation de malaise.

Investigations

- ECG : espace PR raccourci et empâtement (appelé onde delta) du début du complexe QRS.
- Études électrophysiologiques de la conduction cardiaque (affirmation du diagnostic) : mise en évidence d'une voie accessoire de conduction entre les oreillettes et les ventricules.

Évolution, complications et pronostic

- En général : accès rares et peu gênants.
- Principale complication : survenue de troubles du rythme auriculaire (fibrillation auriculaire, flutter).
- Risque de mort subite très faible.

Traitement

- Accès simples : réduction par les manœuvres vagales (massage des sinus carotidiens, compression des globes oculaires), l'injection intraveineuse d'adénosine (Krénosin® ou Striadyne®) ou d'un antiarythmique.
- Prévention des accès de tachycardie : médicaments antiarythmiques (bêtabloquants, inhibiteurs calciques…).
- Accès mal tolérés, échec du traitement préventif, fibrillation auriculaire : interruption de la voie de conduction accessoire (fulguration ou section chirurgicale).

Flutter auriculaire (ou atrial)

Définition et causes

- Accélération régulière du rythme des oreillettes (250 à 350/min) qui n'entraînent les ventricules qu'1 fois sur 2, 3 ou 4.
- Principales causes : valvulopathie mitrale, cardiopathie ischémique ou hypertensive ou une hyperthyroïdie.

Épidémiologie

Beaucoup moins fréquent que la fibrillation auriculaire.

Signes et symptômes

Les symptômes sont limités à une sensation de palpitations.

Investigations

ECG : ondes P remplacées par des ondulations en dents de scie à 300/min et complexes ventriculaires le plus souvent réguliers, tous les 2, 3 ou 4 battements auriculaires.

Évolution, complications et pronostic

- Évolution possible : mode paroxystique avec des accès durant de quelques minutes à quelques jours, mais le plus souvent le trouble s'installe pour une longue période.
- Principale complication : poussée d'insuffisance cardiaque, en particulier lorsque le cœur est déjà en mauvais état.

Traitement

- En aigu, choix entre deux stratégies :
  - Médicaments antiarythmiques associés à une anticoagulation.
  - Choc électrique externe.
- En prévention des récidives : médicaments antiarythmiques au long cours.

Fibrillation auriculaire (ou atriale)

Définition et causes

- Excitation anarchique des oreillettes entraînant des contractions musculaires rapides, irrégulières et inefficaces.
- Cause : cardiopathie (valvulopathies mitrales, myocardiopathies, cardiopathies ischémiques hypertensives) mais possibilité de survenue isolée ou dans le cadre d'une hyperthyroïdie.

Épidémiologie

C'est le trouble du rythme le plus fréquent après les extrasystoles.

Signes et symptômes

- Peut être asymptomatique lorsqu'elle est lente.
- Signes marqués si trouble récent, rythme rapide et cardiopathie sous-jacente évoluée : palpitations, malaise, oppression, dyspnée, angoisse.

Investigations

ECG : absence d'ondes P remplacées par des trémulations irrégulières avec un rythme ventriculaire irrégulier.

Évolution, complications et pronostic

- Accidents thrombo-emboliques par migration de caillot à partir de l'oreille gauche (accident vasculaire cérébral).
- Insuffisance cardiaque.

Traitement

- Anticoagulation.
- Ralentissement du rythme cardiaque en cas de mauvaise tolérance (digitaliques) et la restauration d'un rythme sinusal soit par voie médicamenteuse (Cordarone®), soit un choc électrique externe en cas d'échec.
- Traitement éventuel de la cause.
- Médicaments antiarythmiques au long cours pour prévenir les récidives.

Tachycardie ventriculaire

Définition et causes

- Accélération du rythme de contraction des ventricules au-dessus de 120/min dont le point de départ est une excitation qui part directement des ventricules au lieu de provenir et d'être coordonnée avec les contractions des oreillettes.
- Cause : phase aiguë de l'infarctus du myocarde, maladies cardiaques évoluées, anomalie congénitale du système d'excitation cardiaque.

Fréquence

Beaucoup plus rare que les tachycardies supraventriculaires.

Signes et symptômes

- En général, très mal supportée par le malade, d'autant plus qu'elle survient souvent sur un cœur déjà malade.
- Principaux signes : palpitations, œdème du poumon, voire état de choc.

Examens

ECG : complexes QRS anormaux élargis se succédant rapidement et à peu près régulièrement.

Évolution et complications

- Durée et tolérance de la tachycardie variables : cette dernière est d'autant moins bonne que la tachycardie est rapide et que le cœur est fatigué.
- Possibilité d'arrêt spontané.
- Principal risque : passage en fibrillation ventriculaire (voir ci-dessous).

Traitement

- En cas de mauvaise tolérance : choc électrique sans délai.
- Dans les autres cas : injection d'un médicament antiarythmique, principalement la lidocaïne (Xylocard®).
- Prévention à long terme : médicaments antiarythmiques, chirurgie ou implantation d'un défibrillateur automatique (appareil implanté sous la peau qui délivre automatiquement, en cas de besoin, des chocs électriques par des électrodes implantées directement au niveau du cœur).

Fibrillation ventriculaire

Définition et causes

- État d'excitation anarchique des ventricules se traduisant par des contractions non coordonnées et inefficaces qui sont incapables d'éjecter le sang dans la circulation.
- Causes : phase aiguë de l'infarctus du myocarde, complication d'autres troubles du rythme, intoxications médicamenteuses, troubles hydro-électrolytiques.

Épidémiologie

Fibrillation ventriculaire = principale cause de mort subite.

Signes et symptômes

Tableau d'un arrêt circulatoire brutal.

Investigations

Scope : grandes ondes rapides et amples (fibrillation à grandes mailles) dont la taille diminue progressivement (fibrillation à petites mailles) avec le temps.

Évolution, complications et pronostic

- En l'absence de traitement : transformation en asystolie (disparition totale des contractions cardiaques) avec la mort du patient.
- Le succès de la réanimation dépend de la rapidité de sa mise en œuvre.

Traitement

- Réalisation la plus rapide possible d'un choc électrique externe, renouvelé éventuellement avec des énergies croissantes.
- En cas d'échec : réanimation comme dans un arrêt cardio-respiratoire (massage cardiaque, respiration artificielle…).

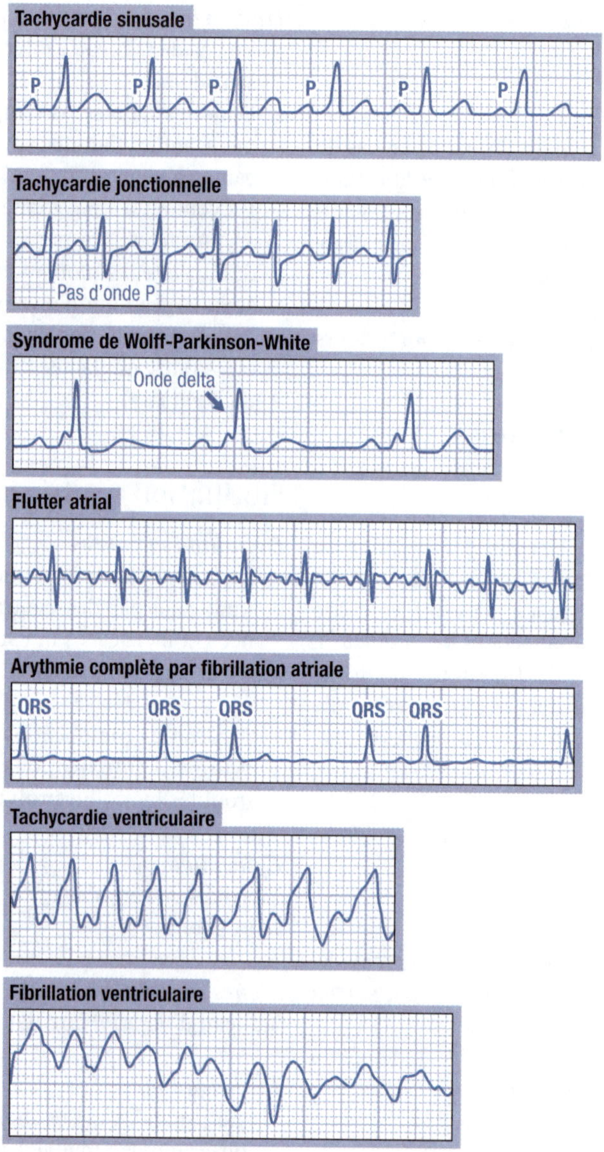

Figure 4.3 : Aspect électrocardiographique des troubles du rythme avec tachycardie

3. TROUBLES DE LA CONDUCTION ET TROUBLES DU RYTHME AVEC BRADYCARDIE

Blocs de branche

Définition et causes

- Trouble de la conduction électrique cardiaque entraînant un retard (bloc incomplet) ou une interruption (bloc complet) sur une des branches du faisceau de His, intéressant soit le ventricule droit (bloc de branche droite), soit le ventricule gauche (bloc de branche gauche).

- Causes : dégénérescence liée à l'âge ou cardiopathie (coronaropathie, hypertension, valvulopathies…).

Épidémiologie

Très fréquent.

Signes et symptômes

Le diagnostic est uniquement électrocardiographique (ECG).

Investigations

- Bloc incomplet si la durée des complexes QRS est inférieure à 0,12 s (3 petits carreaux), et complet lorsqu'elle est supérieure.

- Aspect des complexes typique :
  • Bloc de branche droit : aspect rSR' (onde en forme de « M ») dans les dérivations précordiales droites.
  • Bloc de branche gauche : onde R exclusive avec un sommet émoussé dans les dérivations précordiales gauches.

Évolution, complications et pronostic

- En général : aucune complication.

- En cas d'aggravation du trouble de la conduction : possibilité de syncopes (dans ce cas prise en charge comme un bloc auriculo-ventriculaire).

Traitement

- Pas de traitement.

- En cas de complications avec des syncopes : pose d'un stimulateur cardiaque (pacemaker).

- **ATTENTION** : la présence d'un bloc de branche contre-indique l'utilisation de médicaments qui dépriment la conduction cardiaque.

Bloc sino-auriculaire

Définition et causes

- Ralentissement de la conduction entre le nœud sinusal et les oreillettes.
- Principales causes : effet indésirable d'un médicament (digitalique, antiarythmiques), hyperexcitabilité vagale, dégénérescence chez le sujet âgé ou cardiopathie (infarctus…).

Épidémiologie

Moins fréquent que les autres troubles de la conduction (blocs de branches, blocs auriculo-ventriculaires).

Signes et symptômes

- Le plus souvent bien toléré, ne donnant lieu qu'à quelques irrégularités du rythme cardiaque, passagères ou chroniques.
- Possibilité de sensations de vertige et de malaises.

Investigations

ECG :
- Bloc habituellement intermittent : présence ponctuelle d'un espace PP égal au double de l'intervalle habituel.
- Si le bloc se prolonge : absence d'onde P avec des complexes QRS fins et réguliers (rythme d'échappement jonctionnel).

Évolution, complications et pronostic

Certaines formes sévères peuvent entraîner des syncopes avec chute brutale.

Traitement

- Première mesure : arrêt des médicaments potentiellement en cause.
- Atropine : accélération transitoire du cœur.

– Dans les autres cas : abstention thérapeutique en cas de bonne tolérance, sinon mise en place d'un stimulateur (pacemaker).

Blocs auriculo-ventriculaires (BAV)

Définition et causes

– Ralentissement ou interruption de la transmission de l'influx cardiaque entre l'oreillette et le ventricule.
– Causes principales : dégénérescence liée à l'âge, coronaropathie (infarctus du myocarde), valvulopathie (rétrécissement aortique…), infection (endocardite, rhumatisme articulaire aigu…), intoxication (digitalique…). Certaines formes sont congénitales.
– On distingue selon l'importance du trouble, le BAV de premier, de deuxième ou de troisième degré.

Épidémiologie

Fréquent en particulier chez le sujet âgé.

Signes et symptômes

– BAV de premier et deuxième degré : en général aucun trouble.
– BAV de troisième degré ou complet : syncopes brutales – « à l'emporte-pièce » – dues à une suspension momentanée de l'activité ventriculaire : on parle de syndrome d'Adams-Stokes. Le pouls est lent.

Investigations

ECG :
– BAV 1er degré : allongement de l'espace PR au-delà de 0,12 s (3 petits carreaux).
– BAV 2e degré :
  1. Type Luciani-Wenckebach (ou Möbitz I) avec un allongement progressif de l'espace PR puis apparition d'une onde P sans complexe QRS.
  2. Type Möbitz II : ondes P sans complexes QRS apparaissant de manière inopinée (ou parfois à intervalles réguliers : 2/1, 3/1, 4/1).
– BAV 3e degré : absence d'onde P, QRS élargis à un rythme inférieur à 60 (rythme d'échappement ventriculaire).

Évolution, complications et pronostic

– En général, le malade reprend conscience en position allongée après une syncope et, au repos, le rythme ventriculaire lent est relativement bien supporté.
– Une mort subite est toujours possible par pause ventriculaire ou fibrillation ventriculaire.

Traitement

– Seuls les BAV symptomatiques nécessitent un traitement.
– En phase aiguë : accélération de la fréquence ventriculaire obtenue soit par perfusion d'isoprénaline (Isuprel®) ou par un entraînement électrosystolique par voie externe (pacemaker par grosses électrodes thoraciques).
– Traitement définitif réside dans la mise en place d'un stimulateur cardiaque.

Maladie de l'oreillette

Définition : trouble du rythme cardiaque dû à un dysfonctionnement du système d'excitation et de conduction cardiaque.

Causes : nombreuses cardiopathies (infarctus du myocarde, dysfonctionnement des valves…).

Signes et symptômes : manifestation en général chez des personnes de plus de 50 ans, par des palpitations, une dyspnée, des lipothymies.

Investigations : ECG-Holter sur 24 heures qui permet de détecter des troubles du rythme et de la conduction variés : fibrillation/ flutter atrial, bradycardie sinusale, jonctionnelle ou par bloc sino-auriculaire.

Évolution : répétition plus ou moins fréquente des crises.

Traitement (nécessaire uniquement dans les formes sévères) : antiarythmiques associés à la pose d'un stimulateur cardiaque (pacemaker).
Voir figure 4.4, page suivante.

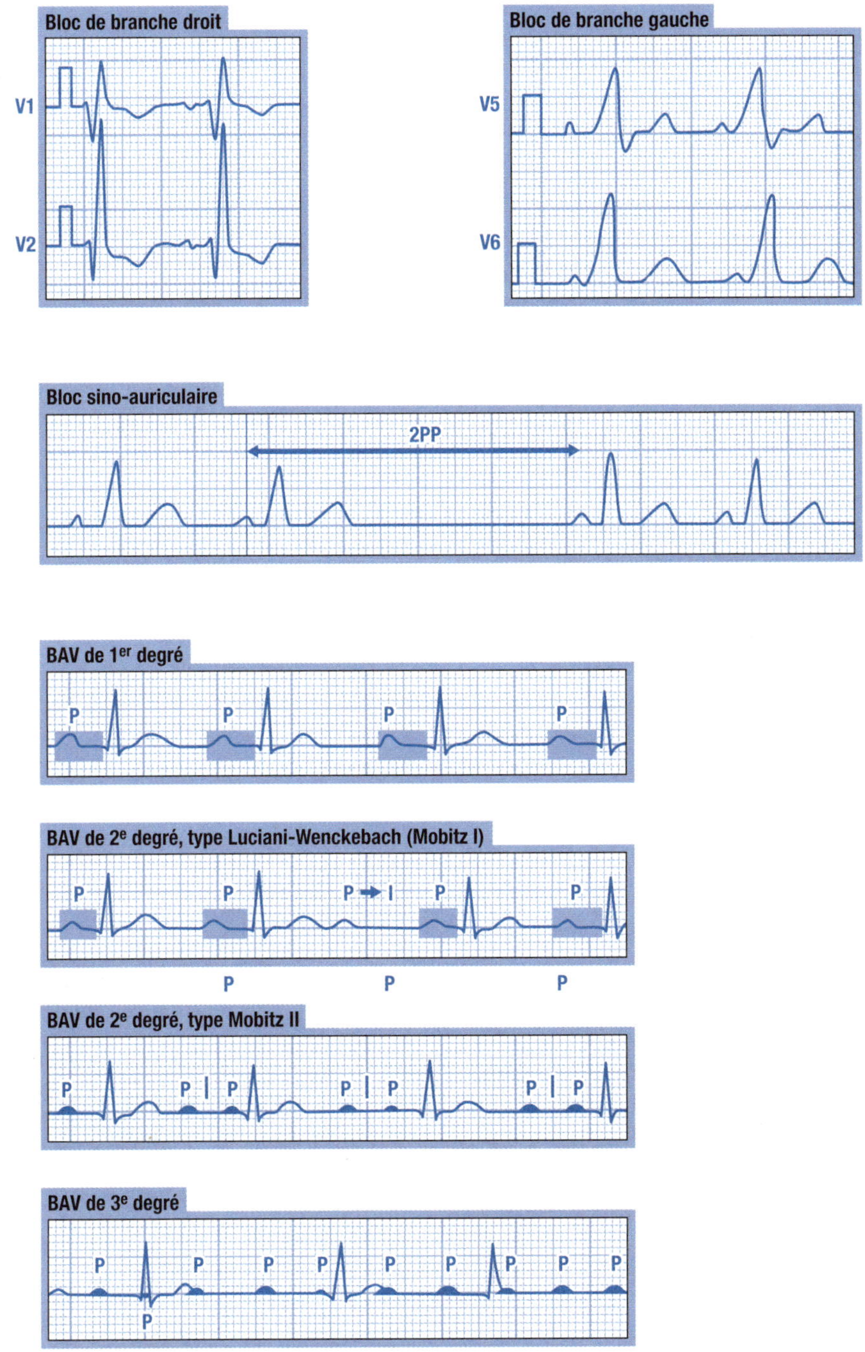

Figure 4.4 : Aspect électrocardiographique des troubles du rythme et de la conduction avec bradycardie

TRAITEMENT

Informations pharmacologiques

Les antiarythmiques

- Classification de Vaughan-Williams : quatre classes d'antiarythmiques individualisées en fonction de leur mode d'action.
- Autre famille médicamenteuse ayant une action sur le rythme cardiaque : digitaliques (voir chapitre « Insuffisance cardiaque », p. 41) souvent utilisés, en particulier pour traiter les tachycardies aiguës.
- Nécessité fréquente de tester plusieurs antiarythmiques avant de trouver le produit efficace. Utilité parfois de l'association de plusieurs produits.
- Information du patient : nécessité d'une prise régulière des médicaments, essentielle pour éviter la récidive des épisodes d'arythmie.

Classe Ia : quinidiniques et disopyramide

Propriétés – Mécanisme d'action : action par ralentissement de la conduction au niveau supraventriculaire.

Indications : utilisés essentiellement en traitement préventif des récidives d'arythmie complète par fibrillation atriale.

Effets secondaires – Surveillance
- Troubles digestifs, réactions d'allergie (éruption cutanée, crise d'asthme), troubles hématologiques (purpura thrombopénique, anémie hémolytique), troubles de la conduction (BAV), troubles du rythme (effet pro-arythmogène avec nombreuses extrasystoles ventriculaires, tachycardie et fibrillation ventriculaires).
- **Surdosage** : vertiges, troubles de l'audition, photophobie.

Produits disponibles (exemples) : hydroquinidine (Sérécor®), dysopiramide (Rythmodan®, Isorythm®).

Classe Ib

Propriétés – Mécanisme d'action : action au niveau ventriculaire en augmentant le seuil de fibrillation.

Indications : prévention et traitement des troubles du rythme ventriculaire.

Effets secondaires – Surveillance
- Réactions allergiques (surtout avec la lidocaïne), hypotension.
- **Surdosage** : paresthésies, confusion, hallucinations, convulsions, possibilité de collapsus et d'arrêt cardiaque.

Produits disponibles (exemples) : lidocaïne (Xylocard®), méxilétine (Mexitil®).

Classe Ic

Propriétés – Mécanisme d'action : action par ralentissement de la conduction tant au niveau ventriculaire que supraventriculaire.

Indications : prévention et traitement des troubles du rythme ventriculaire et supraventriculaire.

Effets secondaires – Surveillance
Bradycardies et troubles de la conduction, troubles du rythme (effet pro-arythmogène avec nombreuses extrasystoles ventriculaires, tachycardie et fibrillation ventriculaires), troubles digestifs.

Produits disponibles : cibenzoline (Cipralan®, Exacor®), propafénone (Rythmol®), flécaïnide (Flécaïne®).

Classe II : bêtabloquants

Propriétés – Mécanisme d'action : action bradycardisante par blocage des récepteurs bêta du système sympathique au niveau du cœur.

Indications : réduction et prévention des troubles du rythme cardiaque (dans cette indication).

> *Effets secondaires – Surveillance*
> - Asthénie, bradycardie, hypotension, hypoglycémie, phénomène de Raynaud, insomnie, impuissance, troubles digestifs. Ne pas interrompre brutalement un bêtabloquant, surtout chez le coronarien (risque de troubles du rythme, d'IDM ou de mort subite).
> - L'effet dépresseur sur la conduction nécessite une surveillance de l'électrocardiogramme.

Produits disponibles (exemples) : acébutolol (Sectral®), aténolol (Ténormine®), métoprolol (Séloken®), pindolol (Visken®), propranolol (Avlocardyl®).

Classe III : amiodarone

Propriétés – Mécanisme d'action : ralentissement de la conduction supraventriculaire avec effet bradycardisant.

Indications : troubles du rythme supraventriculaires et ventriculaires.

> *Effets secondaires – Surveillance*
> Photosensibilisation (de l'érythème à la brûlure sévère), dépôts cornéens, hypo- ou hyperthyroïdie, atteintes pulmonaires doses-dépendantes.

Produits disponibles (exemples) : amiodarone (Cordarone®), ibutilide (Corvert®). Un bêtabloquant particulier, le sotalol (Sotalex®) fait partie de cette classe.

Classe IV : inhibiteurs calciques

Propriétés – Mécanisme d'action : action par réduction de la conduction auriculo-ventriculaire (par inhibition du canal calcique lent intervenant dans la dépolarisation).

Indications : crise de tachycardie jonctionnelle paroxystique (maladie de Bouveret), fibrillation et flutter atriaux rapides

> *Effets secondaires – Surveillance*
> Oedèmes des jambes, bradycardie, hypotension. Plus rarement : vertiges, céphalées, troubles digestifs.

Produits disponibles (exemples) : diltiazem (Tildiem®), vérapamil (Isoptine®).

Entraînement électrosystolique (pacemaker)

- ***Indication*** : troubles du rythme ou de la conduction avec une fréquence cardiaque spontanée trop faible pour assurer des apports en oxygène corrects à l'ensemble de l'organisme. L'indication la plus fréquente de pose d'un entraîneur est un BAV de haut degré.
  Bloc auriculo ventriculaire
- ***Mode d'action*** : stimulation de la musculature cardiaque avec des impulsions électriques qui déclenchent des contractions et restaurent ainsi un rythme cardiaque normal.
- ***Mise en œuvre*** :
  - **Entraînement temporaire :**
    - En situation d'urgence.
    - Soit avec de grosses électrodes placées sur le thorax, soit par mise en place d'une sonde par voie veineuse.
  - **Entraînement définitif :**
    - Pose par voie chirurgicale sous anesthésie locale.
- Boîtier implanté en sous-cutané (le plus souvent au niveau du muscle grand pectoral droit). L' (les) électrode(s) qui transmettront les impulsions seront poussées par l'intermédiaire de la veine cave supérieure vers le cœur droit où elles seront fixées, en fonction du type d'appareil, sur l'oreillette ou sur le ventricule en cas d'une électrode unique, ou dans chacune des deux cavités en cas d'électrodes multiples.

Voir figure 4.5, page suivante.

- En salle d'opération, le fonctionnement de l'entraîneur sera testé et la fréquence adaptée au patient sera réglée.

pace-maker : Allongt Absence complexe
tracé plat - | trouble de la conduction.

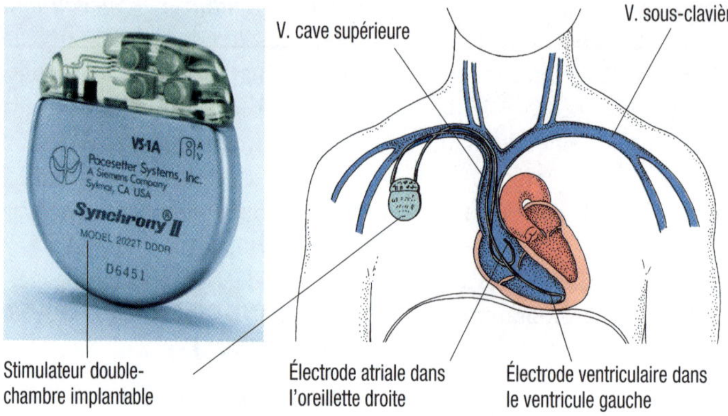

Figure 4.5 : Entraîneur systolique implantable et position d'un entraîneur implanté

Comprendre – Le code du pacemaker

Chaque type d'entraîneur est identifiable par un **code** qui est composé de trois lettres (par ex. VVI) :

- La 1re lettre indique le lieu de la stimulation (oreillette, ventricule ou les deux).
- La 2e lettre indique le lieu d'enregistrement de l'excitation (oreillette ou ventricule). Si aucune excitation n'est enregistrée, une stimulation est déclenchée.
- La 3e lettre indique le mode de travail de l'entraîneur (par ex. inhibition de l'entraîneur en cas de cycles cardiaques propres).

Soins – Prise en charge post-opératoire de la pose d'un pacemaker

- Mettre en place un contrôle continu du rythme cardiaque sous électrocardioscope.
- Observer le pansement : recherche de saignements.
- Interroger le patient sur ce qu'il ressent.
- Réaliser des ECG de contrôle selon protocole.
- Assurer le suivi de la cicatrisation de l'incision chirurgicale : recherche d'hématomes, ablation des fils et renouvellement du pansement selon protocole.
- Informer le patient des précautions à prendre pour éviter de perturber le fonctionnement de l'appareil lors des passages des portiques de contrôle (lieux publics, magasins, aéroports.), lors de certains examens (IRM).
- Remettre au patient une carte signalant le port d'un pacemaker.

ÉDUCATION THÉRAPEUTIQUE (OBJECTIFS ET THÈMES)

- Connaissance et suivi des traitements.
- Reconnaissance précoce des signes accompagnant les troubles.
- Mesures à prendre en cas de survenue de troubles du rythme.

OBJECTIFS DES SOINS INFIRMIERS

Diagnostics infirmiers prévalents

- Diminution du débit cardiaque
- Diminution de l'irrigation tissulaire
- Risque élevé d'accident
- Apprendre

Reconnaître les signes cliniques accompagnant les troubles du rythme et mettre en œuvre rapidement les traitements d'urgence en cas de décompensation aiguë :

- Observer la survenue de sensations de malaise, vertiges, pâleur, dyspnée.
- Interroger le patient : sensations de palpitations (perception du battement du cœur), angoisse.
- Installer le patient en position sécurisée : prévenir le risque de chute et anticiper la perte de connaissance.
- Prendre le pouls et la pression artérielle.
- Alerter le médecin.
- Mettre le patient sous surveillance scopique.
- Identifier sur l'ECG les tracés à risques vitaux : voir le chapitre « La maladie coronaire » p. 21.
- Assurer la permanence des conditions de sécurité :
  - Assurer la disponibilité du matériel qui doit être vérifié périodiquement et bénéficier d'un programme de maintenance et de protocoles d'utilisation :
    - Mettre à disposition les thérapeutiques, le chariot d'urgence et son défibrillateur.
    - Connaître les protocoles, conduites à tenir, les thérapeutiques.
    - Dispositifs d'oxygénothérapie prêts à être utilisés en urgence.
  - Appareils de monitoring continu :
    - Réglages des fourchettes d'alarme spécifiques en fonction des objectifs de la surveillance clinique.
    - Passages fréquents au lit du patient pour :
      - Analyser, interpréter les mesures, les tracés, les alarmes.
      - Vérifier la bonne disposition du matériel et donc la fiabilité des mesures : adhérence des électrodes, position du brassard et de l'oxymètre de pouls…

Lipothymie

- Malaise passager caractérisé par une impression angoissante d'évanouissement imminent avec pâleur, sueurs, tintement d'oreille et vue trouble.
- Il aboutit rarement à l'évanouissement total.
- Il est d'origine vasomotrice.

Syncope

- Perte de connaissance brutale et complète liée à une soudaine anoxie cérébrale.
- Accompagnée d'une pâleur extrême et d'un arrêt respiratoire.
- Réversible et de brève durée.
- Provoquée par une pause cardiaque, une bradycardie, une tachycardie, une subite hypotension artérielle.

Assurer l'administration, la surveillance du traitement et de ses effets secondaires :

Classes médicamenteuses des antiarythmiques	Effets recherchés	Éléments de surveillance	Effets secondaires
Classe I	Ralentissement de la conduction. Augmentation du seuil de fibrillation	• Pouls • PA • ECG	Troubles digestifs, allergies (éruption, purpura, crise d'asthme). Troubles du rythme. Hypotension
Classe II (bêtabloquants)	Voir le chapitre « Hypertension artérielle », p. 12		
Classe III (Cordarone®)	Ralentissement de la conduction, bradycardisant	• Pouls • ECG • Bilan thyroïdien (hypo- ou hyper-)	Photosensibilisation. Dépôts cornéens. Atteintes pulmonaires

ÉDUCATION THÉRAPEUTIQUE

Favoriser la continuité de la prise médicamenteuse au long cours par le patient afin d'éviter les récidives :

- Faire identifier par le patient la composition de son traitement : notamment en cas d'associations.
- L'aider à planifier les prises dans sa vie quotidienne afin de réduire les risques d'oubli.
- Informer le patient sur les précautions à prendre : **pas d'arrêt brutal**.
- Informer le patient des effets secondaires de son traitement et de la conduite à tenir en cas de survenue de ces effets.
- Envisager avec lui la conduite à tenir en cas d'oubli de traitement.

Enseigner au patient et à son entourage à identifier les signes d'alerte en vue de mettre en place des actions adaptées dans les meilleurs délais :

- Reconnaître les signes de malaise : sensations de vertiges, sensations de palpitations, pouls faiblement perçu et difficile à compter (trop rapide).
- Prévenir les soignants et/ou l'entourage.
- S'allonger pour prévenir une chute éventuelle.
- Prévoir la conduite à tenir dans la vie quotidienne en se référant aux consignes médicales : Qui appeler ? Qui consulter ? Que faire en attendant ?

Auto-évaluation : Vrai ou Faux

1. Les troubles du rythme et de la conduction surviennent toujours dans le cadre de cardiopathies.
2. Une extrasystole est un battement cardiaque survenant en dehors du rythme normal.
3. Les extrasystoles sont des troubles toujours bénins.
4. Les crises de tachycardie se manifestent fréquemment par des palpitations.
5. La tachycardie de Bouveret et le syndrome de Wolff-Parkinson-White touchent plutôt des sujets jeunes.
6. Le flutter auriculaire est une tachyarythmie.
7. Les blocs (de branche, BAV) touchent plutôt des sujets âgés.
8. Un choc électrique externe doit être réalisé en urgence en cas de fibrillation ventriculaire.
9. Les antiarythmiques peuvent être à l'origine de nouveaux troubles du rythme.
10. La kaliémie doit être vérifiée en cas de trouble du rythme.
11. Un patient coronarien sous Avlocardyl® (bêtabloquant) signale avoir oublié de prendre son traitement ce matin : la prise peut être reportée.

Réponses

1. **Faux** : elles peuvent également survenir sur un cœur sain.
2. **Vrai** : elle est soit auriculaire, soit jonctionnelle, soit ventriculaire.
3. **Faux** : certaines sont bénignes, d'autres sont potentiellement dangereuses (critères de mauvais pronostic) avec risque de transformation en tachycardie ou fibrillation ventriculaire.
4. **Vrai** : le patient a la perception du battement de son cœur, une sensation de malaise, il doit s'allonger pour limiter les conséquences d'un malaise (chute).
5. **Vrai** : la maladie de Bouveret touche en particulier les jeunes femmes et le syndrome de WPW touche aussi les nourrissons et les enfants.
6. **Faux** : les battements du cœur restent réguliers c'est donc une tachycardie, sans arythmie.
7. **Vrai** : d'autant plus que certaines cardiopathies peuvent en être aussi la cause.
8. **Vrai** : les contractions ventriculaires sont inefficaces, le patient est en arrêt cardio-circulatoire.
9. **Vrai** : les antiarythmiques ont de nombreux effets secondaires qui nécessitent une surveillance régulière des patients.
10. **Vrai** : toute anomalie de la kaliémie peut être à l'origine d'un trouble du rythme cardiaque ou aggraver un trouble préexistant.
11. **Faux** : un traitement bêtabloquant ne doit jamais être interrompu, notamment chez un patient coronarien, en raison des risques de trouble du rythme ou d'infarctus.

VALVULOPATHIES

TRT AV.K. Kjs -
+ Anticoagulant + anti arythmie.

> ## L'essentiel à retenir
>
> - On différencie 2 types de valvulopathies : les rétrécissements et les insuffisances.
> - Les progrès de la médecine ont considérablement modifié l'épidémiologie : le traitement antibiotique des affections ORL a fait quasiment disparaître le rhumatisme articulaire aigu dans les pays développés, alors que le vieillissement de la population entraîne une augmentation des valvulopathies dues à des dégénérescences.
> - L'écho-Doppler est l'examen diagnostic essentiel.
> - La valvuloplastie et le remplacement valvulaire sont les traitements de choix. Le traitement médical n'est que palliatif pour soulager le travail cardiaque.
> - L'existence d'une valvulopathie rend indispensable une antibioprophylaxie lors de la réalisation de certains gestes médicaux.
> - Le prolapsus de la valve mitrale est une affection relativement fréquente mais généralement bénigne.

DÉFINITIONS ET CAUSES

- Modification pathologique et trouble fonctionnel d'une valvule cardiaque.
- Les valvulopathies peuvent être congénitales ou acquises :
  - **Valvulopathies congénitales** : soit isolées, soit associées à d'autres anomalies cardiaques. Le plus souvent, il s'agit de rétrécissement des valvules pulmonaire ou aortique.
  - **Valvulopathies acquises** : en règle générale conséquence d'une endocardite. La valvule mitrale est la plus souvent touchée, en deuxième on trouve une atteinte associée des valvules mitrale et aortique.
- On différencie deux types de valvulopathies : les **rétrécissements** et les **insuffisances** valvulaires qui peuvent être isolés ou associés.

> ## Comprendre – Les rétrécissements valvulaires
>
> - Les valves ne s'ouvrent pas suffisamment, la lumière de la valvule est trop étroite.
> - Les parties du cœur en amont doivent exercer une pression plus élevée pour pouvoir éjecter le sang à travers une ouverture réduite.
> - Si la capacité de travail du cœur est dépassée, une insuffisance cardiaque apparaît.

Comprendre – Les insuffisances valvulaires

- Lorsque les cordages ou les piliers musculaires se rompent ou que des phénomènes inflammatoires « grignotent » la valvule, les valves auriculo-ventriculaires ne peuvent plus se « positionner » correctement.
- La valvule ne se ferme plus d'une manière étanche, elle perd sa fonction et, lors de chaque contraction cardiaque, une partie du sang reflue dans l'oreillette.
- Si les valves sigmoïdes aortiques ou pulmonaires ne se ferment plus correctement lors de chaque systole ventriculaire, une partie du sang éjecté revient dans le ventricule.
- La conséquence de ces insuffisances valvulaires est une insuffisance cardiaque car ce sang qui fait un va-et-vient ne permet même plus la moindre augmentation du travail cardiaque.

1. VALVULE AORTIQUE

Rétrécissement aortique

Définition et causes

- Rétrécissement de la valvule aortique entraînant un obstacle à l'éjection du ventricule gauche vers l'aorte.
- Cause la plus fréquente : dégénérescence calcifiée chez le sujet âgé.
- Cause plus rare : rhumatisme articulaire aigu (atteinte associée d'autres valvules fréquente) ou malformation congénitale.

Épidémiologie

- Valvulopathie la plus fréquente avec une augmentation ces vingt dernières années du fait du vieillissement de la population.
- Survient le plus souvent après 70 ans avec une nette prépondérance masculine.

Signes et symptômes

- Principaux signes apparaissant à l'effort : angor, dyspnée et syncopes ou lipothymies.
- Auscultation : souffle systolique au foyer aortique (2e espace intercostal droit).

Investigations

Écho-Doppler : visualisation des sigmoïdes aortiques calcifiées dont l'ouverture est réduite, évaluation de l'importance du rétrécissement et du retentissement sur le ventricule gauche.

Évolution, complications et pronostic

- Possibilité de rester asymptomatique pendant des années, mais lorsque des symptômes apparaissent, le pronostic vital est engagé (risque de mort subite qui peut être la première manifestation de la valvulopathie).
- Après un remplacement valvulaire, l'espérance de vie rejoint celle d'une population d'âge comparable.

Traitement

- Seul traitement efficace : remplacement valvulaire.
- Dans les formes congénitales : valvuloplastie possible.
- Traitement médical : uniquement traitement de soutien (diurétiques en cas d'insuffisance ventriculaire gauche).
- Prévention et éducation : limitation de l'activité physique, efforts importants formellement contre-indiqués dans les formes symptomatiques.

Insuffisance aortique

Définition et causes

- Défaillance de la valvule aortique caractérisée par un reflux anormal de sang de l'aorte dans le ventricule gauche pendant la diastole.
- Cause principale (50 % des cas) : dégénérescence liée à l'âge.
- Autres causes : endocardite infectieuse, rhumatisme articulaire aigu, dissection aortique, traumatisme thoracique ou anomalie congénitale.

Épidémiologie

- Représente un peu plus de 10 % des valvulopathies opérées en France.
- Forme dégénérative en augmentation du fait du vieillissement de la population.

Signes et symptômes

- Forme aiguë (en cas d'endocardite ou de dissection) : mal supportée avec une insuffisance cardiaque gauche d'emblée.
- Forme chronique : longtemps bien tolérée avec une dilatation progressive du ventricule gauche, un souffle diastolique maximum le long du bord gauche du sternum, un élargissement de la différentielle tensionnelle (baisse de la diastolique) et une hyperpulsatilité artérielle avec pouls amples et bondissants.

Investigations

- Écho-Doppler : affirmation du diagnostic et évaluation de l'importance du rétrécissement.

– Radiographie thoracique : dilatation ventriculaire gauche.
– Électrocardiogramme : signes d'hypertrophie ventriculaire gauche.

Évolution, complications et pronostic

– Évolution : dépend de l'importance de la fuite et de la rapidité de sa constitution.
– Principales complications : infection (endocardite) et insuffisance ventriculaire gauche.

Traitement

– Fuite peu importante et bien tolérée : traitement médical suffisant (diurétiques, digitaliques, vasodilatateurs).
– En cas de fuite importante : remplacement valvulaire nécessaire.
– Prévention : prophylaxie systématique de l'endocardite.

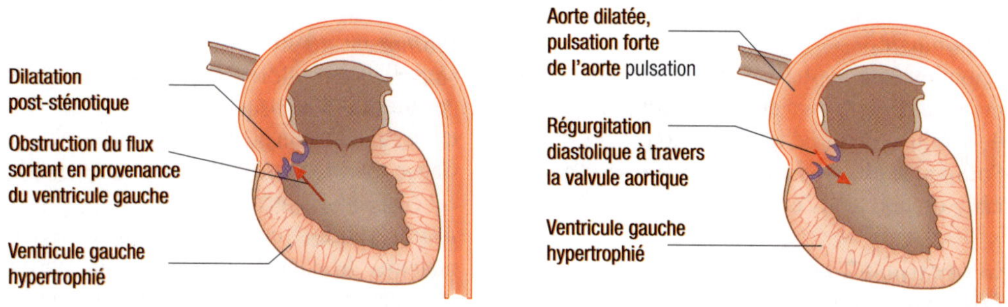

Figure 5.1 : Rétrécissement et insuffisance aortique. Modifications de la structure du cœur gauche

2. VALVULE MITRALE

Rétrécissement mitral

Définition et causes

- Atteinte de la valvule mitrale caractérisée par une diminution de son ouverture entraînant un obstacle au remplissage du ventricule gauche en diastole.
- Principale cause : rhumatisme articulaire aigu.

Épidémiologie

- Affection rare du fait de la quasi-disparition du rhumatisme articulaire aigu en France.
- La plupart des cas se rencontre dans la population immigrée.

Signes et symptômes

- Principal signe : dyspnée d'effort.
- Découverte le plus souvent lors d'une complication.
- Auscultation : souffle diastolique caractéristique entendu à la pointe du cœur.

Investigations

- Écho-Doppler : affirmation du diagnostic et évaluation de l'importance du rétrécissement.
- Électrocardiogramme : recherche un trouble du rythme.
- Radiographie : évaluation du retentissement pulmonaire.

Évolution, complications et pronostic

Principales complications :

- Troubles du rythme (arythmie par fibrillation auriculaire).
- Accidents thrombo-emboliques (accidents vasculaires cérébraux).
- Insuffisance cardiaque (œdème aigu du poumon).

Traitement

- Dilatation de la valvule mitrale par voie percutanée.
- En cas d'échec ou de contre-indications : chirurgie.
- Traitement médical (vise à prévenir les complications) : anticoagulants en cas de troubles du rythme; digitaliques et diurétiques en cas d'insuffisance cardiaque.
- Prévention et éducation : traitement antibiotique des angines streptococciques, permettant d'éliminer le rhumatisme articulaire aigu.

Insuffisance mitrale

Définition et causes

- Dysfonctionnement de la valvule mitrale entraînant un reflux de sang du ventricule gauche vers l'oreillette gauche lors de la contraction cardiaque (systole).
- Principales causes : dégénérescence liée à l'âge, endocardite, infarctus du myocarde, maladie rhumatismale, cardiomyopathie dilatée ou obstructive.
- Autres causes : origine congénitale souvent associée à d'autres malformations.

Épidémiologie

Affection relativement fréquente.

Signes et symptômes

- Signes les plus fréquents : fatigue et dyspnée d'effort.
- Forme aiguë : tableau d'insuffisance ventriculaire gauche avec un œdème aigu du poumon.
- Auscultation : souffle systolique, maximum à l'apex et irradiant dans l'aisselle.

Investigations

Écho-Doppler : affirmation du diagnostic et évaluation de l'importance du rétrécissement.

Évolution, complications et pronostic

- Forme aiguë : traitement rapide nécessaire car le pronostic vital peut être engagé.
- Forme chronique : bonne tolérance prolongée possible puis apparition de signes d'insuffisance ventriculaire gauche, avec parfois une arythmie par fibrillation auriculaire.

Traitement
- Forme aiguë ou chronique mal tolérée : chirurgie.
- Forme chronique bien tolérée : surveillance clinique et échographique régulière.
- Prévention : antibioprophylaxie de l'endocardite en cas de geste à risque.

Prolapsus valvulaire mitral

Définition et causes
- Bombement d'une ou des deux valves mitrales dans l'oreillette gauche pendant la systole, provoquant une fuite plus ou moins importante.
- Cause : inconnue dans la plupart des cas.
- Présence possible dans certaines maladies : Basedow, rhumatisme articulaire, cardiopathie ischémique, communication interauriculaire, maladie de Marfan…

Épidémiologie
Atteint près de 5 % de la population générale.

Signes et symptômes
- Asymptomatique dans la majorité des cas.
- Si symptomatique (souvent chez une femme jeune), peu spécifiques : douleurs thoraciques, palpitations, vertiges, anxiété…
- Auscultation : click en milieu de systole et souffle en fin de systole.

Investigations
Échographie.

Évolution, complications et pronostic
- Dans 80 % des cas : forme bénigne.
- Formes graves : fuite mitrale importante et nombreuses extrasystoles ventriculaires sur l'enregistrement Holter.
- Principales complications : insuffisance mitrale, endocardite, troubles du rythme graves, mort subite, accidents vasculaires cérébraux et rétiniens.

Traitement
- Formes bénignes : simple surveillance.
- Formes graves : surveillance régulière car risque de complications plus élevé. Dans ce cas : contre-indication du sport de compétition et de la contraception hormonale.

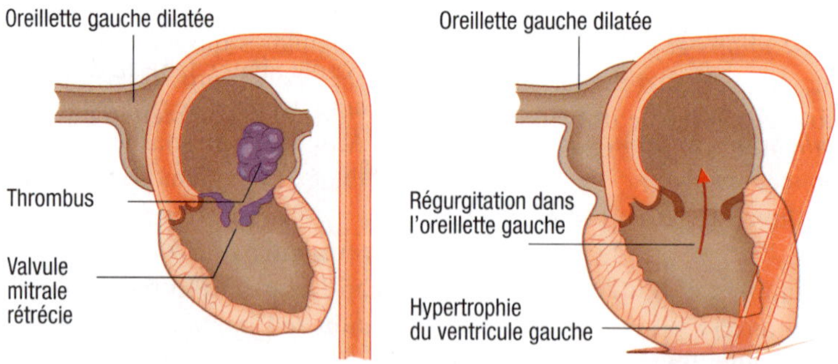

Figure 5.2 : Rétrécissement mitral et insuffisance mitrale. Modification de la structure du cœur gauche

3. VALVULE TRICUSPIDE

Rétrécissement tricuspidien

Définition et causes

- Rétrécissement de l'orifice tricuspidien gênant le flux sanguin de l'oreillette droite vers le ventricule droit.
- Cause principale : presque toujours rhumatisme articulaire aigu (association quasi constante à un rétrécissement mitral).
- Causes plus rares : origine congénitale, tumeur cardiaque.

Épidémiologie

Fréquence en très nette diminution du fait de la quasi-disparition du rhumatisme articulaire aigu en France.

Signes et symptômes

- Signes de surcharge cardiaque droite : hépatomégalie et turgescence des veines jugulaires.
- Auscultation : roulement diastolique au niveau de l'appendice xiphoïde et au niveau de la partie basse du bord gauche du sternum.

Investigations

Écho-Doppler : affirmation du diagnostic et évaluation de l'importance du rétrécissement.

Évolution, complications et pronostic

En l'absence de traitement, l'évolution se fait vers une insuffisance cardiaque irréversible.

Traitement

- Chirurgie (commissurotomie, prothèse valvulaire) : seul traitement efficace.
- Traitement médical : uniquement palliatif (régime sans sel avec des diurétiques et des digitaliques).

Insuffisance tricuspide

Définition et causes

- Atteinte de la valvule tricuspide, entraînant un reflux de sang entre l'oreillette et le ventricule droit lors de la contraction du ventricule.
- Forme la plus fréquente, appelée fonctionnelle : due à une dilatation du ventricule droit, conséquence d'une atteinte du cœur gauche (valvulopathies mitrales, myocardiopathies non obstructives…).
- Autres causes : rhumatisme articulaire (dans ce cas, d'autres valvules sont presque toujours atteintes) ou plus rarement endocardite.

Épidémiologie

Relativement rare par rapport aux autres valvulopathies.

Signes et symptômes

- Principaux signes cliniques : distension des jugulaires qui peuvent être pulsatiles pendant la systole, gros foie qui subit une expansion lors de la contraction du cœur.

Comprendre – Le rhumatisme articulaire aigu

- Complication inflammatoire aiguë d'une infection pharyngée (angine) à streptocoque bêta-hémolytique du groupe A, non ou mal traitée.
- S'observe essentiellement chez l'enfant de 5 à 15 ans.
- Devenu très rare dans les pays développés avec l'utilisation large des antibiotiques, mais reste fréquent dans les pays en voie de développement.
- Signes les plus habituels : fièvre et douleurs articulaires.
- Gravité : atteinte inflammatoire cardiaque → **lésion valvulaire cardiaque**.

– Auscultation : souffle systolique maximum au niveau du creux xiphoïdien.

Investigations
– Écho-Doppler : affirmation du diagnostic et évaluation de l'importance du rétrécissement.
– Électrocardiogramme : fréquente fibrillation auriculaire.

Évolution, complications et pronostic
En l'absence de traitement, l'évolution se fait vers une insuffisance cardiaque droite puis globale, irréversible.

Traitement
– Dans les formes peu sévères : traitement médical (régime sans sel, diurétiques, digitaliques, inhibiteurs de l'enzyme de conversion).
– Dans les autres cas : traitement chirurgical nécessaire (le plus souvent valvuloplastie).

ÉDUCATION THÉRAPEUTIQUE (OBJECTIFS ET THÈMES)

– Adaptation, limitation des efforts physiques.
– Prévention de l'endocardite infectieuse.
– Connaissance et suivi des traitements.
– Régime sans sel éventuel : voir le chapitre « Insuffisance cardiaque » p. 40.

OBJECTIFS DES SOINS INFIRMIERS

Diagnostics infirmiers prévalents

- Diminution du débit cardiaque
- Intolérance à l'activité
- Risque élevé d'infection
- Apprendre

Observer et reconnaître les signes cliniques initiaux et leur évolution en fonction de la pathologie et du traitement :
– Prendre le pouls et noter les caractéristiques : amplitude, rythme sur une minute.
– Prendre la pression artérielle : rechercher un éventuel allongement du différentiel systolique/diastolique.
– Observer la fonction respiratoire au repos : rechercher une dyspnée, noter la fréquence, la couleur des expectorations.
– Interroger le patient sur son ressenti : difficultés à respirer, douleurs, gonflements, palpitations, fatigabilité, apparition des signes au repos et/ou à l'effort.
– Observer l'état cutané : cyanose, turgescence des jugulaires, œdème des membres.
– Suivre l'évolution du poids : ascite et œdème.

Valvulopathie du cœur droit = insuffisance cardiaque droite

- Turgescence des veines jugulaires
- Œdème
- Ascite

Valvulopathie du cœur gauche = insuffisance cardiaque gauche

- Dyspnée d'effort
- Cyanose
- Baisse de la pression diastolique
- Pouls ample et bondissant

Assurer l'administration et la surveillance du traitement médical en termes d'efficacité et d'effets secondaires :
– Antibioprophylaxie en cas de gestes médicaux : voir chapitre « Endocardite » p. 94.
– Régime sans sel (associé éventuellement) : voir l'encadré « Soins – Le régime sans sel en institution » p. 40.
– En cas de valve mécanique, traitement anticoagulant à vie : voir « La maladie thromboembolique » p. 134.

Classes médicamenteuses	Effets recherchés	Éléments de surveillance	Effets indésirables
Diurétiques	Voir le chapitre « Hypertension artérielle » p. 12		
Digitaliques	Voir le chapitre « Insuffisance cardiaque » p. 46		
Inhibiteurs de l'enzyme de conversion	Voir le chapitre « Hypertension artérielle » p. 12		
Vasodilatateurs	Voir le chapitre « Hypertension artérielle » p. 12		

Favoriser la limitation des efforts afin de soulager le travail du cœur :

- Assurer le confort et faciliter le soulagement des symptômes :
  - Installer en position buste surélevé et respecter le repos prescrit.
  - Aider le patient pour ses soins d'hygiène quotidienne et ses mobilisations afin de limiter les efforts sources de dyspnée.

ÉDUCATION THÉRAPEUTIQUE

Favoriser chez le patient et son entourage l'appropriation et le suivi des précautions à prendre :

- Comprendre la nécessité d'une antibiothérapie préventive, surtout en cas de prothèse valvulaire, notamment lors des soins dentaires et ORL, de certains examens uro-génitaux et gastro-intestinaux : voir le chapitre « Endocardite » p. 94.
- Informer les professionnels de santé de sa pathologie valvulaire, dans toute situation médicale ou chirurgicale y compris pour les soins bénins.
- Consulter un médecin en cas d'angine, afin de prévenir la survenue d'un rhumatisme articulaire aigu.

Auto-évaluation : Vrai ou Faux

1. On distingue deux types de valvulopathies : les rétrécissements et les insuffisances.
2. Lors d'un rétrécissement valvulaire, l'éjection du sang nécessite une pression moins élevée.
3. Les valvulopathies aortiques évoluent vers l'insuffisance cardiaque gauche.
4. La dyspnée d'effort est un signe caractéristique des valvulopathies mitrales.
5. Un resserrement du différentiel systolique-diastolique est observé dans l'insuffisance aortique.
6. Une angine mal traitée peut être à l'origine d'une lésion valvulaire cardiaque.
7. Le traitement médical (diurétiques, digitaliques) des valvulopathies est curatif.

Réponses

1. **Vrai** : ces valvulopathies peuvent être acquises ou congénitales.
2. **Faux** : la pression doit être plus élevée ce qui réclame un travail cardiaque plus important, d'où le risque d'évolution vers l'insuffisance cardiaque.
3. **Vrai** : l'insuffisance cardiaque apparaît quand les capacités de travail du cœur sont dépassées.
4. **Vrai** : la dyspnée d'effort est un signe d'insuffisance cardiaque gauche, que l'on retrouve dans les valvulopathies mitrales et aortiques.
5. **Faux** : c'est un élargissement, avec abaissement de la PA diastolique.
6. **Vrai** : c'est une complication possible du rhumatisme articulaire aigu suite à une infection pharyngée à streptocoque hémolytique du groupe A.
7. **Faux** : c'est un traitement palliatif qui vise à soulager le travail cardiaque, le traitement de choix est la chirurgie.

MALFORMATIONS CARDIAQUES CONGÉNITALES

L'essentiel à retenir

- Malformations cardiaques touchant 7 enfants sur 1 000 (le risque est très augmenté si un des parents est lui-même atteint).
- Classement en 3 groupes :
  - **Cardiopathies non cyanogènes** : communication interventriculaire, communication interauriculaire, canal artériel, (canal atrioventriculaire).
  - **Cardiopathies avec obstacle** : coarctation de l'aorte, (sténose valvulaire pulmonaire, sténose aortique).
  - **Cardiopathies cyanogènes** : tétralogie de Fallot, transposition des gros vaisseaux, (atrésie pulmonaire, atrésie tricuspidienne, malformation d'Ebstein).
- Les cardiopathies congénitales sont dues à des anomalies du développement durant la phase embryonnaire. La cause reste la plupart du temps inconnue. Il existe sûrement une association d'anomalies génétiques et de facteurs exogènes (notamment des infections maternelles au cours de la grossesse).
- De nombreuses cardiopathies seront symptomatiques dès le plus jeune âge, certaines par contre, comme la communication interauriculaire, ne le seront qu'à l'âge adulte. La plupart d'entre elles sont opérables, ce qui fait qu'un diagnostic précoce peut être salvateur.
- Dans environ un tiers des cas, il existe d'autres malformations, principalement du système génito-urinaire.
- Le diagnostic échographique in utero est possible pour certaines d'entre elles avec d'importantes conséquences pratiques et éthiques.
- **Pour tous les patients porteurs d'une cardiopathie congénitale : prévention de l'endocardite obligatoire lors de toutes les situations à risque** (voir « Endocardites », p. 94).

1. COMMUNICATION INTERAURICULAIRE (OU INTERATRIALE)

DÉFINITION ET CAUSES

Malformation congénitale caractérisée par la persistance anormale d'une communication entre les deux oreillettes.

ÉPIDÉMIOLOGIE

- Représente 15 % des cardiopathies congénitales.
- Deux fois plus fréquente chez la fille.

SIGNES ET SYMPTÔMES

Les signes sont pauvres avec un essoufflement et un souffle systolique au bord gauche du sternum.

INVESTIGATIONS : échocardiographie-Doppler.

ÉVOLUTION, COMPLICATIONS ET PRONOSTIC

- Bonne tolérance chez l'enfant et l'adolescent.
- En cas de persistance chez l'adulte : possibilité de troubles du rythme et de la conduction ainsi que d'une hypertension artérielle pulmonaire.

THÉRAPEUTIQUE

- Petites communications interauriculaires : fermeture spontanée fréquente au cours de la première année de vie.
- En cas de shunt important : fermeture chirurgicale, en général vers 6 à 10 ans.

2. COMMUNICATION INTERVENTRICULAIRE

DÉFINITION ET CAUSES

Malformation congénitale caractérisée par une communication anormale, de taille variable à travers le septum, entre les deux ventricules.

ÉPIDÉMIOLOGIE : 20 à 25 % des cardiopathies congénitales.

SIGNES ET SYMPTÔMES

- Forme légère : uniquement souffle systolique au niveau du 4e espace intercostal gauche.
- Communication importante : tableau d'insuffisance cardiaque sévère chez le nourrisson avec polypnée, sueurs, anorexie et hypotrophie.

INVESTIGATIONS : échocardiographie-Doppler.

ÉVOLUTION, COMPLICATIONS ET PRONOSTIC

- Communication de petite taille : possibilité de fermeture spontanée.
- Communication de grande taille :
  - Développement d'une hypertension artérielle pulmonaire avec des signes d'insuffisance cardiaque.
  - Infections bronchopulmonaires fréquentes.

TRAITEMENT

- Traitement médical : traitement de l'insuffisance cardiaque (voir p. 40).
- Si tolérance médiocre : réparation chirurgicale.

3. PERSISTANCE DU CANAL ARTÉRIEL

DÉFINITION ET CAUSES

Défaut de fermeture de la communication existant chez le fœtus entre l'aorte et l'artère pulmonaire qui est nécessaire lorsque les poumons deviennent fonctionnels.

ÉPIDÉMIOLOGIE

- Représente 15 % des cardiopathies congénitales.
- Particulièrement fréquente chez les prématurés de petit poids.

SIGNES ET SYMPTÔMES

- Forme bien tolérée : découverte fortuite à un âge avancé.
- Forme mal tolérée (apparition des signes dans les premiers mois de vie) :
  - Hypotrophie.
  - Polypnée se majorant lors des tétées.
  - Sueurs.
  - Infections pulmonaires majorant les signes cardiaques.
  - Auscultation : souffle continu sous-claviculaire gauche.

INVESTIGATIONS : échocardiographie-Doppler.

ÉVOLUTION, COMPLICATIONS ET PRONOSTIC

- Évolution : hypertension artérielle pulmonaire.
- Principale complication : endocardite bactérienne.

THÉRAPEUTIQUE

- Chez le prématuré : fermeture possible avec les inhibiteurs de la synthèse des prostaglandines, comme l'indométacine (Indocid®).
- En cas d'échec : fermeture par chirurgie classique ou cathétérisme interventionnel.

4. COARCTATION DE L'AORTE

DÉFINITION ET CAUSES

Malformation congénitale de l'aorte caractérisée par un rétrécissement de l'isthme (partie horizontale de la crosse) de l'aorte due à une anomalie des fibres musculaires issues du canal artériel.

ÉPIDÉMIOLOGIE : affection rare.

SIGNES ET SYMPTÔMES

- Forme néonatale grave : insuffisance cardiaque sévère avec le plus souvent une absence des pouls fémoraux.
- Chez le grand enfant : découverte liée à la présence d'une hypertension artérielle, d'un souffle dorsal ou d'une diminution des pouls fémoraux.

INVESTIGATIONS : échocardiographie-Doppler et IRM.

ÉVOLUTION, COMPLICATIONS ET PRONOSTIC

- Évolution spontanée de la forme néonatale : presque toujours mortelle dans les premiers mois de vie.
- Dans les autres cas, la principale complication en cas d'intervention tardive est l'hypertension artérielle.
- La chirurgie donne d'excellents résultats.

THÉRAPEUTIQUE

- Forme néonatale :
  - Traitement médical d'attente : perfusion de prostaglandine E1 (Prostine®) qui rouvre le canal artériel et soulage le cœur + traitement de l'insuffisance cardiaque.
  - Réparation chirurgicale dès que possible.
- Autres formes : réparation chirurgicale entre 2 et 4 ans.

5. TÉTRALOGIE DE FALLOT

DÉFINITION ET CAUSES

Malformation cardiaque congénitale associant :
- Un rétrécissement de la voie pulmonaire.
- Une communication interventriculaire.
- Une dextroposition (située à droite) de l'aorte.
- Une hypertrophie ventriculaire droite.

ÉPIDÉMIOLOGIE : cardiopathie cyanogène la plus fréquente.

SIGNES ET SYMPTÔMES

- Signe principal : cyanose (due au passage du sang des cavités droites vers les cavités gauches du cœur).
- Auscultation : souffle systolique au bord supérieur gauche du sternum.

INVESTIGATIONS : échocardiographie-Doppler

ÉVOLUTION, COMPLICATIONS ET PRONOSTIC

- Sans intervention, la durée moyenne de survie se situe vers 13 ans.
- Principales complications : malaises anoxiques, complications neurologiques liées à la polyglobulie conséquence de l'hypoxie chronique, abcès cérébraux et endocardite.
- Les résultats de la chirurgie sont bons.

THÉRAPEUTIQUE

- Traitement médical des malaises en attente de la chirurgie :
  - Oxygénothérapie et mise en position accroupie genoux contre poitrine.
  - Bêtabloquants à titre préventif.
- Réparation chirurgicale.

6. TRANSPOSITION DES GROS VAISSEAUX

DÉFINITION ET CAUSES

- Malformation caractérisée par une aorte naissant du ventricule droit et une artère pulmonaire naissant du ventricule gauche.
- Conséquence : hypoxémie (défaut d'oxygénation du sang artériel) sévère.

ÉPIDÉMIOLOGIE : deuxième cardiopathie congénitale cyanogène derrière la tétralogie de Fallot.

SIGNES ET SYMPTÔMES : nouveau-né présentant une cyanose réfractaire à l'administration d'oxygène et isolée, sans souffle à l'auscultation.

INVESTIGATIONS

- Échocardiographie-Doppler.
- Cathétérisme cardiaque : geste diagnostique et thérapeutique par réalisation d'une communication interauriculaire pour assurer la survie en attendant le traitement définitif.

ÉVOLUTION, COMPLICATIONS ET PRONOSTIC : en l'absence de traitement, évolution vers la mort en quelques semaines.

THÉRAPEUTIQUE : correction chirurgicale le plus rapidement possible (réalisable dans les premiers jours de vie dans les formes simples).

Auto-évaluation : Vrai ou Faux

1. Les cardiopathies congénitales sont dues à des anomalies de développement durant la phase embryonnaire.
2. Une communication interauriculaire ou interventriculaire ne peut jamais se fermer spontanément.
3. Au cours de l'évolution de ces malformations on retrouve une hypertension artérielle pulmonaire.
4. Chez le fœtus il existe une communication entre l'aorte et l'artère pulmonaire.
5. Le signe principal de la tétralogie de Fallot est la cyanose.
6. La transposition des gros vaisseaux est une malformation caractérisée par une aorte naissant de l'oreillette gauche et une artère pulmonaire naissant de l'oreillette droite.
7. En cas de soins dentaires une antibioprophylaxie est obligatoire.
8. Toutes ces malformations peuvent bénéficier d'un traitement chirurgical.

Réponses

1. **Vrai** : le plus souvent elles sont de cause inconnue.
2. **Faux** : une communication interauriculaire ou interventriculaire peut se refermer spontanément, à condition qu'elle soit de petite taille.
3. **Vrai** : le passage du sang de l'oreillette gauche vers l'oreillette droite (communication interauriculaire) ou du ventricule gauche vers le ventricule droit (communication interventriculaire) entraîne une surcharge dans la circulation pulmonaire.
4. **Vrai** : cette communication se ferme lorsque les poumons deviennent fonctionnels ; sinon c'est la persistance du canal artériel.
5. **Vrai** : cette cyanose est due au passage du sang des cavités droites vers les cavités gauches.
6. **Faux** : les artères naissent des ventricules, la malformation est caractérisée par une aorte qui part du ventricule droit (et non du gauche) et d'une artère pulmonaire qui part du ventricule gauche (et non du droit).
7. **Vrai** : les patients porteurs de cardiopathies congénitales présentent un risque élevé d'endocardite, d'où l'importance des soins d'hygiène bucco-dentaires ; des bactériémies peuvent survenir à l'occasion de soins dentaires, mais aussi de chirurgie ORL et de manœuvres instrumentales uro-génitales.
8. **Vrai** : un diagnostic précoce est pour cela indispensable, toutefois les petites communications peuvent se fermer seules.

ENDOCARDITE

L'essentiel à retenir

- L'endocardite est une infection de l'endocarde valvulaire ou des prothèses intracardiaques.
- Le diagnostic est basé sur la positivité des hémocultures et sur l'échographie.
- La gravité de l'endocardite est due au risque de destruction valvulaire, de désinsertion ou de thrombose d'une prothèse, à l'origine d'une défaillance cardiaque qui peut être mortelle.
- Le traitement comporte une antibiothérapie, fréquemment complétée par la chirurgie valvulaire.
- L'antibiothérapie sera adaptée au germe isolé : les prélèvements bactériologiques doivent être réalisés avec rigueur.
- Les patients atteints de certaines cardiopathies, essentiellement de valvulopathies, doivent bénéficier d'un traitement antibiotique préventif lors de certaines interventions médicales ou dentaires.

DÉFINITION ET CAUSES

- Greffe bactérienne sur l'endocarde valvulaire (plus rarement sur l'endocarde pariétal).
- Possibilité de survenue sur un cœur sain ou sur une cardiopathie préexistante.
- Développement de lésions végétantes et destructrices.
- Atteint principalement les valvules mitrale (80 %) et aortique (20 %).
- **Situations à risque** :
  - Cardiopathies valvulaires et congénitales.
  - Prothèses valvulaires.
  - Toxicomanie à l'héroïne (valvule tricuspide préférentiellement atteinte).
- **Portes d'entrée du germe** (retrouvée que dans 2/3 des cas) :
  - Principalement bucco-dentaire.
  - Également : urinaire, gynécologique, digestive, cutanée.
  - Iatrogène : cathéters veineux, gestes de réanimation, chirurgie cardiaque.
- **Germes** les plus fréquemment en cause : streptocoques (2/3 cas) et staphylocoques.

Comprendre

- Lors d'une endocardite bactérienne, en général dans le cadre d'une infection avec passage des germes dans la circulation sanguine, les bactéries colonisent et lèsent les valvules cardiaques.
- Chez les patients immunodéprimés, des champignons peuvent également causer une endocardite.
- Autrefois, la cause la plus fréquente d'endocardite était le rhumatisme articulaire aigu (voir p. 75), une maladie consécutive à une infection par streptocoques (angine).

ÉPIDÉMIOLOGIE

- 1 000 à 1 500 cas/an en France.
- Âge moyen de survenue : 50-55 ans.
- Prépondérance masculine (2 fois plus d'hommes que de femmes touchés).

SIGNES ET SYMPTÔMES

En fonction de l'agent infectant et de l'état des défenses du patient : évolution aiguë ou lente.

> **Urgence : Endocardite avec état de choc**
>
> - Syndrome infectieux grave : fièvre, frissons, hémocultures rapidement positives.
> - Atteinte cardiaque : souffle évident à l'auscultation.
> - Possibilité de choc septique.
> - Complications cardiaques : insuffisance cardiaque très rapide avec état de choc cardiogénique.
> - Possibilités d'embolies infectantes, notamment cérébrales.

Forme subaiguë :

- Fièvre inexpliquée.
- Souffle cardiaque.
- Asthénie, perte de poids.
- Sueurs nocturnes.
- Douleurs articulaires.
- Signes cutanés : petits nodules sous-cutanés au niveau des extrémités (nodosités d'Osler), purpura.
- Splénomégalie.

→ interrogatoire : infection, en général angine, 1 à 3 semaines avant l'apparition des signes.

INVESTIGATIONS

- Hémocultures : recherche du germe en cause avec antibiogramme.
- Écho-Doppler : présence de végétations d'une cardiopathie, évaluation des fuites valvulaires et de la fonction cardiaque.
- Électrocardiogramme : fréquents troubles de la conduction.
- Recherche d'une porte d'entrée : prélèvements bactériologiques.

Soins – Réaliser des prélèvements bactériologiques fiables

Maîtriser les techniques

- Manipulation des dispositifs de prélèvements sans faute d'asepsie afin de ne pas contaminer les prélèvements avec des germes du soignant ou de l'environnement.

Respecter les conditions de prélèvement

- Avant la mise sous antibiotique, ces prélèvements sont par conséquent des gestes prioritaires.
- Respecter les protocoles du service d'hygiène et du laboratoire :
  - Écouvillonner la peau ou les muqueuses avant tout lavage ou désinfection préalable : prélèvements buccaux, gynécologiques, cutanés.
  - Prélèvements bactériologiques des urines : direct ou sur sonde urinaire.
  - Protocole de prélèvement d'hémocultures.
- N'utiliser que du matériel parfaitement stérile : vérification de l'intégrité des dispositifs, de leur date de péremption, de leurs conditions de conservation (au sec, à l'abri de la poussière…).

Assurer l'envoi et le suivi au laboratoire

- Étiquetage au nom du patient, sa température au moment du prélèvement, le numéro de rang si plusieurs prélèvements, précision sur le site de prélèvement, date et heure.
- Le tout est vérifié avant envoi au laboratoire.

- Délais réduits entre le prélèvement et l'envoi au laboratoire : ou entreposage à l'étuve dont la température est vérifiée :
  - Se référer aux recommandations du laboratoire pour la conservation des prélèvements bactériologiques et leur transport.
- Informer et former le personnel qui assure le transport de ces prélèvements : délais, précautions à prendre.
- Réception des résultats : mettre l'information à disposition du médecin le plus rapidement possible.

ÉVOLUTION, COMPLICATIONS ET PRONOSTIC

Complications :

- Cardiaques : insuffisance cardiaque due aux lésions valvulaires → indication d'un remplacement valvulaire en urgence.
- Cérébrales : accidents vasculaires cérébraux par emboles septiques (détachement de dépôts existants sur les valvules cardiaques et leur départ dans la circulation).
- Autres localisations possibles des emboles septiques : reins (altération de la fonction rénale), yeux (troubles visuels), peau (nodules d'Osler).

Pronostic :

- Mortalité importante (environ 30 %), particulièrement en cas de survenue de l'endocardite sur une prothèse valvulaire.
- Séquelles valvulaires sévères qui nécessiteront une intervention chirurgicale.

THÉRAPEUTIQUE

Traitement curatif :

- Antibiothérapie intraveineuse d'abord probabiliste puis adaptée au germe isolé. Durée du traitement : 4-6 semaines en général.
- Traitement de l'infection initiale.
- Remplacement valvulaire systématique en cas d'endocardite sur prothèse valvulaire.

Soins – Prise en charge d'un patient atteint d'endocardite en phase aiguë

Installer le patient

- Repos strict au lit.
- Position semi-assise.

Mettre en place une surveillance des fonctions vitales

- Chiffres initiaux et surveillance de la pression artérielle et de la fréquence cardiaque.
- Prise initiale et surveillance régulière de la température.
- Tracé ECG d'entrée avec un appareil d'enregistrement des 12 dérivations classiques.

Poser une voie veineuse et réaliser les prélèvements biologiques prescrits

- Voie veineuse avec un soluté glucosé à 5 % (ou autre soluté) selon la prescription médicale.
- Prélever les hémocultures et le bilan biologique (NFS et plaquettes, ionogramme sanguin, urée et créatinine).
- Éventuels prélèvements locaux en fonction de la porte d'entrée suspectée.

Démarrer le traitement médical en fonction de la prescription

- Antibiothérapie par voie intraveineuse associant deux produits :
  - Une pénicilline : pénicilline G, amoxicilline (par ex. Clamoxyl®), oxacilline (par ex. Bristopen®).
  - Un aminoside : gentalline.
- Adaptation ensuite en fonction des résultats des hémocultures.
- Souvent, dosages des antibiotiques dans le sang (pic et résiduel) pour adapter les doses et les horaires d'injection.

Traitement préventif :

Antibioprophylaxie (Consensus 2002)

	Pas d'allergie à la pénicilline	Allergie à la pénicilline
Soins dentaires ambulatoires ou procédures naso-pharyngiennes	Clamoxyl® (amoxicilline) : 3 g per os	Dalacine® : 600 mg per os ou Pyostacine® : 1 g per os
	(Tous les antibiotiques sont donnés une heure avant le geste) Posologie pédiatrique : Clamoxyl® 75 mg/kg ; Dalacine® 15 mg/kg ; Pyostacine® 25 mg/kg	
Soins dentaires ou sur les voies aériennes supérieures sous anesthésie générale	Clamoxyl® : 2 g IV + 1 g per os	Vancocine® (vancomycine) : 1 g IV en 60 min ou Targocid® : 400 mg IV
	(Tous les antibiotiques sont donnés dans l'heure précédant le geste ; pour l'amoxicilline, la dose orale est donnée 6 h après la dose IV) *Posologie pédiatrique : Clamoxyl® 50 mg/kg IV, 25 mg/kg per os 6 h plus tard ; Vancocine® 20 mg/kg (max. 1 g) ; le Targocid® n'a pas d'AMM pédiatrique*	
Geste gastro-intestinal ou urologique	Clamoxyl® : 2 g IV + Gentalline® (gentamicine) : 1,5 mg/kg IV (ou IM) + Clamoxyl® : 1 g per os	Vancocine® : 1 g IV en 60 min + Gentalline® : 1,5 mg/kg IV (ou IM) ou Targocid® : 400 mg IV + Gentalline® : 1,5 mg/kg IV (ou IM)
	(Tous les antibiotiques sont donnés dans l'heure précédant le geste ; pour l'amoxicilline, la dose orale est donnée 6 heures après la forme IV) *Posologie pédiatrique : Gentalline® 2 mg/kg (max. 80 mg) ; le Targocid® n'a pas d'AMM pédiatrique*	

Soins – La prophylaxie de l'endocardite

Certaines cardiopathies ont un risque accru d'endocardite infectieuse et certains gestes sont reconnus à risque par les bactériémies qu'ils entraînent. Les bactéries emportées par le flux sanguin vont se déposer sur les valves remaniées ou anormales, ou sur l'endocarde proche d'une lésion anatomique, entraînant une endocardite.

Cardiopathies à haut risque	Cardiopathies à risque modéré
• Prothèses valvulaires • Cardiopathies congénitales cyanogènes (ventricule unique, tétralogie de Fallot, transposition des gros vaisseaux) • Antécédent d'endocardite infectieuse	• Valvulopathies • Prolapsus de la valve mitrale avec insuffisance mitrale et/ou épaississement valvulaire • Bicuspidie aortique • Cardiopathies congénitales non cyanogènes sauf communication interauriculaire • Cardiomyopathies obstructives

Gestes pour lesquels le risque d'endocardite est certain	Gestes pour lesquels le risque est controversé
Dentaires : Toutes procédures **ORL :** Amygdalectomies, adénoïdectomies **Gastro-intestinaux :** • Dilatation ou chirurgie œsophagienne, traitement endo-œsophagien par laser, sclérose de varices œsophagiennes • Chirurgie abdominale **Uro-génitaux :** Manœuvres instrumentales urétéro-pyélo-calicielles, interventions et biopsies portant sur la prostate et les voies urinaires	**ORL :** Intubation endotrachéale **Gastro-intestinaux :** Colonoscopie, avec ou sans biopsie **Gynéco-obstétrique :** Hystérectomie, accouchement

ÉDUCATION THÉRAPEUTIQUE (OBJECTIFS ET THÈMES)

- Les connaissances sur la maladie et sur la prévention des récidives.
- Les mesures d'autosurveillance.

OBJECTIFS DES SOINS INFIRMIERS

Diagnostics infirmiers prévalents

- Hyperthermie
- Diminution de l'irrigation tissulaire
- Intolérance à l'activité
- Risque élevé d'infections
- Apprendre

Surveiller l'évolution des symptômes et dépister la survenue de complications éventuelles :

- Surveiller l'évolution de la température et la régression de la fièvre.
- Demander au patient son ressenti : évolution de sa fatigue, persistance des sueurs nocturnes, douleurs articulaires, douleur thoracique, troubles visuels.
- Observer l'état cutané : frissons, recherche de petits nodules aux extrémités articulaires, de lésions hémorragiques (purpura).
- Voir l'encadré « Soins – Prise en charge de l'endocardite en phase aiguë » p. 93.

Collaborer à la mise en place et au suivi du traitement :

- Réaliser dans les meilleurs délais les examens bactériologiques :
  - Hémocultures et autres prélèvements.
  - En fonction de la porte d'entrée suspectée : voir l'encadré « Soins – Réaliser des prélèvements bactériologiques fiables » p. 92.
- Assurer le maintien et la surveillance d'une voie veineuse pour l'antibiothérapie intraveineuse :

- Se référer aux protocoles de surveillance des cathéters : soins locaux, fréquence de changements…
- Effectuer les dosages d'antibiotiques aux temps indiqués : se référer aux protocoles spécifiques de chaque traitement.

– Comptabiliser les apports hydriques et surveiller la diurèse.

Assurer au patient des conditions d'hygiène et de confort :

– Changer la lingerie en fonction des besoins : épisodes de frissons, sueurs.

– Faciliter l'hydratation pour compenser les pertes liées à la fièvre.

– Assurer ou s'assurer de la réalisation des soins d'hygiène bucco-dentaires quotidiens.

ÉDUCATION THÉRAPEUTIQUE

Permettre au patient de s'approprier les précautions à prendre :

– Les connaissances sur la maladie et sur la prévention des récidives :
  - Comprendre la nécessité d'une antibiothérapie préventive à l'avenir.
  - Informer les professionnels de santé dans toute situation chirurgicale y compris les soins bénins de cet antécédent.

– Les mesures d'autosurveillance :
  - Reconnaître les situations éventuelles à risque.
  - En cas de douleurs pharyngiennes consulter pour un diagnostic et un traitement adapté.
  - Soins dentaires, de la sphère ORL, des voies aériennes supérieures, explorations gastro-intestinales et urologiques.

– Réaliser des soins d'hygiène bucco-dentaires réguliers.

Auto-évaluation : Vrai ou Faux

1. Dans l'endocardite la porte d'entrée la plus fréquente du germe est bucco-dentaire.
2. L'antibiothérapie n'est pas démarrée tant que les résultats des prélèvements bactériologiques ne sont pas connus.
3. Une endocardite peut être secondaire à l'infection d'une voie veineuse.
4. Une endocardite ne survient que chez les patients porteurs d'une cardiopathie préexistante.

Réponses

1. **Vrai** : l'endocardite est due au passage de germes dans la circulation sanguine ; on retrouve fréquemment une angine dans les semaines qui précèdent.
2. **Faux** : l'antibiothérapie est démarrée dès que les prélèvements bactériologiques ont été réalisés, en fonction du germe probable et adaptée ensuite en fonction du germe retrouvé.
3. **Vrai** : il s'agit alors d'une cause dite iatrogène, les voies veineuses sont à surveiller régulièrement et à changer en fonction des protocoles.
4. **Faux** : elle peut survenir sur un cœur sain.

MYOCARDITE ET PÉRICARDITE

L'essentiel à retenir

- La myocardite et la péricardite, qui peuvent être associées (myopéricardite), correspondent à une inflammation du muscle cardiaque et du péricarde, le plus souvent due à une infection virale.
- En général, l'évolution est simple sous traitement médical.
- L'échocardiographie est l'examen diagnostique essentiel.
- La principale complication de la myocardite est une insuffisance cardiaque par altération de la fonction du muscle cardiaque. Dans la péricardite, la défaillance cardiaque est due à une compression qui empêche les cavités cardiaques de se remplir : on parle alors de tamponnade qui est une urgence médicale.

1. MYOCARDITE

DÉFINITION ET CAUSES

- Processus inflammatoire intéressant le muscle cardiaque.
- Principale cause : infection virale (surtout virus Coxsackie B), mais tous les agents infectieux peuvent être en cause.
- Causes plus rares : intoxication, phénomène allergique ou immunologique.

ÉPIDÉMIOLOGIE

Relativement fréquente, notamment chez l'adulte jeune.

SIGNES ET SYMPTÔMES

Le tableau clinique est très variable.
Forme simple : fatigue et dyspnée modérée, parfois douleur thoracique.

Forme grave : insuffisance cardiaque gauche (œdème aigu du poumon), rapidement complétée par une insuffisance cardiaque droite (distension des veines jugulaires, gros foie douloureux, reflux hépato-jugulaire, œdèmes des membres inférieurs).

INVESTIGATIONS

- **Électrocardiogramme** : anomalies multiples → troubles du rythme, de la conduction et de la repolarisation.
- **Examens biologiques** : signes d'inflammation (VS et CRP), recherche de l'agent infectieux éventuel (sérologies).
- **Échocardiographie** : confirme l'atteinte cardiaque → dilatation et hypocontractilité du ventricule gauche, épanchement péricardique fréquent.
- **Biopsie musculaire** : parfois utile en cas de doute diagnostique.

ÉVOLUTION, COMPLICATIONS ET PRONOSTIC

- Évolution : le plus souvent favorable en quelques semaines.

- À la phase aiguë : mort subite possible par trouble du rythme ventriculaire.
- Passage à la chronicité également possible.

THÉRAPEUTIQUE

- Traitement symptomatique :
  - Repos au lit.
  - Traitement de l'insuffisance cardiaque : diurétiques et dérivés digitaliques (voir p. 41 et p. 46).
- Traitement de la cause éventuelle (si possible).

2. PÉRICARDITE

DÉFINITION ET CAUSES

- Inflammation du péricarde, enveloppe entourant le cœur, associée fréquemment à un épanchement liquidien.
- Principale cause : infection virale.
- Autres causes : cancer, maladie de système (par ex. lupus érythémateux disséminé), septicémie, tuberculose, infarctus du myocarde, insuffisance rénale chronique.

Péricardite aiguë

- Inflammation aiguë du péricarde.
- Sans épanchement liquidien : péricardite sèche.
- Avec épanchement liquidien : péricardite exsudative.

Péricardite chronique constrictive

- Inflammation chronique du péricarde entraînant un épaississement, plus ou moins calcifié, qui le transforme en un sac inextensible qui comprime le cœur et gêne son travail.
- Principales causes : tuberculose, séquelles de radiothérapie, évolution de toute péricardite subaiguë.

ÉPIDÉMIOLOGIE

La forme virale la plus fréquente s'observe à tout âge avec une légère prédominance masculine.

SIGNES ET SYMPTÔMES

Forme sèche (pas d'épanchement) :

- Fièvre modérée 38-38,5 °C (antécédent de syndrome grippal 7-10 jours plus tôt).
- Douleur thoracique rétrosternale, irradiant dans le dos, augmentée par l'inspiration et la toux, diminuée par la position penchée en avant.
- Dyspnée augmentée par l'inspiration.
- Auscultation : frottement péricardique, d'intensité variable, mieux entendu en position penchée en avant (mais inconstant et fugace).

Forme exsudative (épanchement plus ou moins important) :

- Mêmes signes que précédemment, hormis le frottement péricardique.
- Dyspnée empêchant la position allongée.
- Signes d'insuffisance cardiaque droite aiguë (distension des veines jugulaires, gros foie douloureux, reflux hépato-jugulaire).

Forme chronique constrictive :

- Asthénie.
- Dyspnée d'effort.
- Signes d'insuffisance cardiaque droite chronique : distension des veines du cou, gros foie douloureux, reflux hépato-jugulaire, œdèmes des membres inférieurs, parfois ascite.

Urgence : La tamponnade péricardique

- **Tamponnade** : épanchement péricardique comprimant le cœur et empêchant le remplissage des cavités droites en diastole (adiastolie) → dysfonctionnement du cœur gauche et chute du débit cardiaque.

- Symptômes :
  - Douleur thoracique violente avec dyspnée.
  - Tachycardie.
  - Distension des veines jugulaires, gros foie douloureux, reflux hépato-jugulaire.
  - Hypotension artérielle pouvant aller jusqu'au collapsus.

- Pouls paradoxal (diminution du pouls et de la pression artérielle lors de l'inspiration).

→ **risque d'arrêt cardiaque brutal**.
→ nécessité de **ponction péricardique évacuatrice en urgence**.

INVESTIGATIONS

- **Radiographie de thorax** :
  - Si épanchement : élargissement de la silhouette cardiaque.
  - Si calcifications : liséré dense entourant le cœur (au maximum, image de « cœur de porcelaine » = gangue calcaire entourant complètement le cœur).
- **Bilan biologique** :
  - Syndrome inflammatoire : VS, CRP, fibrine élevées.
  - Recherche de signes d'infection : NFS et plaquettes.
  - Recherche d'une souffrance cardiaque : enzymes cardiaques.
  - Évaluation de la souffrance hépatique « foie cardiaque » : bilan hépatique.
- **Électrocardiogramme** : troubles diffus de la repolarisation, avec un microvoltage (complexes QRS de petite taille dans toutes les dérivations) en cas d'épanchement abondant.
- **Échographie cardiaque** : confirmation du diagnostic et quantification de l'épanchement.
- **Ponction péricardique** : peut être utile à titre diagnostique (examen du liquide) mais surtout thérapeutique (évacuation de l'épanchement).
- Dans la forme chronique : scanner et IRM parfois utiles.

Soins – Collaborer à une ponction péricardique simple à visée diagnostique ou thérapeutique

Se coordonner avec le médecin :
- Matériel à prévoir : types d'aiguilles, de produits, taille de gants.
- Examens complémentaires et surveillance spécifique, contrôle échographique cardiaque.
- Vérification de l'absence de contre-indication : traitement anticoagulant.
- Choix du moment de la ponction en salle technique, hors situation d'urgence.
- En cas de pose d'un drain par voie chirurgicale, une anesthésie générale est nécessaire.

Préparer le matériel en se référant au protocole existant pour :
- Réaliser une anesthésie locale : produit, matériel d'injection.
- Réaliser l'asepsie : désinfection de la peau, incision, pansement, tenue de l'opérateur.
- Réaliser la ponction : aiguille, seringue, robinet, tube stérile, pansement…
- Assurer la prise en charge d'une urgence vitale : disponibilité du chariot d'urgence avec les thérapeutiques d'urgence, le défibrillateur et le matériel de ventilation à portée de main.

Informer et installer le patient :
- Position demi-assise exclusivement : libérer le thorax pour faciliter l'accès au site de ponction (appendice xiphoïde et hémithorax gauche).
- Relever les paramètres cliniques de départ de la fonction cardiovasculaire et respiratoire : voir l'encadré « Tamponnade péricardique » p. 101.

Assurer la sécurité du patient pendant et après le geste :
- Mettre en place une voie veineuse et un soluté de remplissage sur prescription médicale.
- Mettre en place une surveillance continue sous scope : observer les modifications du tracé ECG.

- Surveiller la pression artérielle, la fréquence respiratoire, l'évolution de la dyspnée initiale ou sa survenue, la saturation en oxygène.
- Connaître les protocoles d'urgence et savoir les mettre en œuvre.

Dépister les complications pouvant survenir :

- Maintenir une surveillance continue du tracé ECG : dépistage des troubles du rythme.
- Alerter le médecin en cas de signes d'aggravation respiratoire : dyspnée, polypnée, sueurs, cyanose, signes d'un pneumothorax éventuel.

ÉVOLUTION, COMPLICATIONS ET PRONOSTIC

- Forme aiguë :
  - Évolution bénigne sous traitement.
  - Principale complication : tamponnade cardiaque avec possibilité d'arrêt cardiaque (voir ci-dessus).
  - Récidive possible avec évolution vers une forme chronique.
- Forme chronique : parfois le traitement médical suffit mais dans d'autres cas une intervention chirurgicale s'impose.

THÉRAPEUTIQUE

- Forme virale simple :
  - Repos au lit.
  - Antiinflammatoires non stéroïdiens (notamment l'aspirine ou l'indométacine [Indocid®]).
- En cas d'épanchement compressif mal toléré : ponction péricardique (+/– traitement de la cause si possible).
- Forme chronique :
  - Traitement de l'insuffisance cardiaque.
  - Traitement de la cause éventuelle, notamment tuberculose.
  - Parfois péricardectomie (ablation du péricarde).

Soins – Prise en charge du patient en cas de péricardite mal tolérée

Installer le patient

- Repos strict au lit.
- Position assise : surtout ne pas allonger → risque d'arrêt cardiaque.

Mettre en place une surveillance des fonctions vitales

- Chiffres initiaux de la pression artérielle et de la fréquence cardiaque.
- Tracé ECG d'entrée avec un appareil d'enregistrement des 12 dérivations classiques.
- Module de surveillance électrocardiographique, de la pression artérielle et de la saturation en oxygène.

Poser une voie veineuse et réaliser les prélèvements biologiques

- Voie veineuse avec du sérum physiologique (ou autre soluté) selon la prescription médicale.
- Prélèvements biologiques selon la prescription : en général bilan pré-opératoire.

Préparer le patient pour une éventuelle ponction péricardique

Voir l'encadré « Soins – Collaborer à une ponction péricardique simple à visée thérapeutique » p. 102.

Comprendre – Pourquoi ne jamais allonger le patient en cas d'épanchement mal toléré ?

- Le cœur est comprimé par l'épanchement qui gêne son travail, notamment le remplissage des cavités droites en diastole.
- En position assise, le liquide présent dans le péricarde est attiré vers le bas par la pesanteur et comprime plutôt la pointe du cœur.
- En position allongée, le liquide se répartit tout autour du cœur et comprime de manière égale toutes les cavités cardiaques, ce qui gêne le remplissage des cavités cardiaques (surtout droites) et la contraction efficace du muscle cardiaque → le cœur pompe « à vide » et s'arrête.

ÉDUCATION THÉRAPEUTIQUE (OBJECTIFS ET THÈMES)

Voir le chapitre « Insuffisance cardiaque » p. 45.

OBJECTIFS DES SOINS INFIRMIERS

Diagnostics infirmiers prévalents

- Diminution du débit cardiaque
- Dégagement inefficace des voies respiratoires
- Risque élevé d'accident
- Intolérance à l'activité

Assurer la surveillance continue et dépister les signes de gravité :

- Faire préciser par le patient les circonstances d'apparition, de disparition des signes afin d'apprécier plus précisément :
  - L'évolution de sa fatigue.
  - La survenue d'une douleur thoracique : augmentée à l'inspiration, diminuée en position penchée en avant.
  - Les caractéristiques de sa dyspnée : à l'inspiration, au repos, à l'effort, en position allongée.
- Apprécier les répercussions de la pathologie et du traitement :
  - Œdèmes, ascite, effets des diurétiques.
  - Bilan hydrique : diurèse, apports hydriques.
  - Pesée régulière.
- Mesurer la pression artérielle : risques d'hypotension.
- Surveiller la température : apparition et évolution d'une fièvre.
- Contrôler le pouls et le rythme cardiaque sous scope : risque de troubles de rythme, tachycardie (voir le chapitre « Troubles du rythme » p. 51).
- Observer les signes caractéristiques de l'insuffisance cardiaque :
  - Dyspnée, orthopnée, cyanose, œdèmes des membres inférieurs, ascite, turgescence des jugulaires, pollakiurie nocturne…
  - Voir chapitre « Insuffisance cardiaque » p. 39.

Assurer des soins d'hygiène et de confort afin de maintenir la sécurité, de limiter les efforts et favoriser le repos :

- Assurer le maintien d'une position assise en toutes circonstances : **la position allongée est mal tolérée et peut conduire à l'arrêt cardiaque.**
- Aider le patient dans ses soins d'hygiène quotidienne.
- Réaliser les soins préventifs relatifs à la prévention des complications de décubitus :
  - Maintien de l'intégrité de la peau.
  - Prévention de la maladie thrombo-embolique.
- Se référer à l'avis médical pour le lever éventuel.

Collaborer à la mise en œuvre et à la surveillance du traitement :

- Administration de diurétiques et digitaliques : voir le chapitre « Insuffisance cardiaque » p. 46.

- Aider le patient dans ses choix alimentaires : se référer à l'avis médical concernant les apports en sel, les apports hydriques.
- Préparer en urgence le patient et le matériel pour une ponction péricardique évacuatrice : voir l'encadré « Soins – Collaborer à une ponction péricardique simple à visée diagnostic ou thérapeutique » p. 102.
- Assurer la disponibilité d'un chariot d'urgence et le monitorage de la saturation en oxygène.
- Voir l'encadré « La tamponnade péricardique » p. 101.
- Voir l'encadré « Soins – Prise en charge du patient en cas de péricardite mal tolérée » p. 103.

Auto-évaluation : Vrai ou Faux

1. La myocardite a souvent pour origine une infection virale.
2. La tuberculose peut être une cause de péricardite.
3. On appelle tamponnade un épanchement péricardique qui comprime le cœur.
4. Dans certaines formes de myocardite on retrouve les signes d'une insuffisance cardiaque droite et gauche.
5. On appelle pouls paradoxal un affaiblissement du pouls pendant l'inspiration.
6. Vous trouvez un patient cardiaque assis au bord de son lit, penché en avant : vous lui demandez de s'allonger à plat pour se reposer.

Réponses

1. **Vrai** : cependant tous les agents infectieux peuvent en être la cause et plus rarement d'autres pathologies toxiques, allergiques, immunologiques.
2. **Vrai** : les autres pathologies également en cause sont : la septicémie, l'infarctus du myocarde, l'insuffisance rénale chronique, le cancer, les maladies de système.
3. **Vrai** : cette compression empêche le remplissage des cavités droites et compromet la contraction efficace du myocarde.
4. **Vrai** : ce sont les formes graves de myocardite qui associent d'abord une insuffisance cardiaque gauche, puis droite.
5. **Vrai** : lors de l'inspiration, le cœur est comprimé ce qui gêne sa contraction.
6. **Faux** : la position de soulagement adoptée par le patient est à respecter a priori, c'est justement la position demi-assise qui est recommandée :
   a. En cas d'épanchement péricardique, la position allongée répartit la compression du liquide tout autour des cavités cardiaques et empêche complètement le travail cardiaque : risque d'arrêt cardiaque brutal.
   b. En cas de péricardite sans épanchement, cette position penchée en avant diminue la douleur thoracique : si le patient a ressenti une douleur thoracique il convient d'alerter le médecin.

ANÉVRISME ET DISSECTION DE L'AORTE

L'essentiel à retenir

- L'anévrisme et la dissection de l'aorte sont des pathologies entraînant une faiblesse de la paroi du vaisseau qui peut se rompre à tout moment.
- La principale cause de l'anévrisme est l'athérosclérose alors que c'est l'hypertension dans la dissection de l'aorte.
- Le principal outil diagnostique est l'échographie.
- À la phase aiguë, toute manipulation intempestive du patient doit être proscrite pour éviter une rupture de l'aorte.

1. ANÉVRISME DE L'AORTE ABDOMINALE

DÉFINITION ET CAUSES

- Élargissement d'un segment de l'aorte abdominale avec perte du parallélisme des bords qui fragilise la paroi et expose à la rupture (comme une « hernie » sur un tuyau d'arrosage qui a vieilli).
- Principales causes : athérosclérose et un certain nombre de maladies génétiques (associées à une fragilité des parois des vaisseaux).

ÉPIDÉMIOLOGIE : prévalence augmentant régulièrement avec l'âge pour atteindre près de 10 % après 75 ans avec une très nette prédominance masculine.

SIGNES ET SYMPTÔMES

- Longtemps asymptomatique, découverte souvent lors d'un examen pour une autre pathologie.
- Présence d'une masse abdominale épigastrique battante chez un sujet maigre.

Urgence : Fissuration ou rupture : douleurs abdominales

La fissuration se manifeste par des douleurs abdominales plus ou moins intenses :
- Douleur abdominale violente.
- Défense, contracture, masse abdominale battante.
- Hypotension, tachycardie, signes d'anémie.

Gravité : rupture avec **état de choc** hypovolémique brutal.

Soins – Prise en charge en urgence d'un patient porteur d'une fissuration d'anévrisme de l'aorte

Installer le patient :

- Décubitus dorsal, jambes légèrement surélevées et genoux pliés.
- Eviter toute manipulation intempestive (risque de poussée tensionnelle avec rupture complète de l'anévrisme).

Mettre en place un monitorage de surveillance :

- Fréquence cardiaque (scope).
- Pression artérielle (brassard avec gonflage automatique).
- Saturation en oxygène (oxymétrie de pouls).

Poser deux voies veineuses et réaliser les prélèvements biologiques sur prescription :

- 2 voies veineuses de gros diamètre avec des solutés de remplissage (Plasmion® ou Voluven®).
- Bilan complet avec groupe et demande de culots (éventuellement O négatif) en urgence.

Faciliter la prise en charge médico-chirurgicale :

- Maintenir une PA systolique autour de 100 à 120 mmHg au moyen d'un remplissage prudent (une PA trop élevée peut aggraver la fissuration).
- Programmer une éventuelle échographie au lit du patient pour ne pas le mobiliser (appareil mobile).
- Passage au bloc le plus rapidement possible.

Dans tous les cas, éviter tout choc ainsi que toute manipulation violente.

INVESTIGATIONS

- Échographie et scanner : localisation et mesure de la taille de l'anévrisme (atteinte ou non des artères rénales).
- Aortographie : de moins en moins utilisée.

ÉVOLUTION, COMPLICATIONS ET PRONOSTIC

- Complications souvent révélatrices de la maladie : compression des organes voisins (veine cave inférieure, uretères, racines nerveuses, érosion de corps vertébral), complications thrombo-emboliques (ischémie aiguë ou chronique des membres inférieurs, micro-embolies distales) et surtout fissuration et rupture.
- Pronostic : mortalité très élevée en cas d'intervention chirurgicale en urgence.
- Chez les patients n'ayant pas d'autres pathologies graves et un anévrisme de plus de 5 cm : indication d'un geste chirurgical à froid.

THÉRAPEUTIQUE

- En cas de petit anévrisme : surveillance et traitement médical d'une éventuelle hypertension artérielle ainsi que d'autres facteurs de risque de l'athérosclérose.
- Si indication chirurgicale
  - Intervention classique avec mise en place d'une prothèse.
  - Procédure endovasculaire depuis une artère périphérique : mise en place d'une prothèse qui se déplie à l'intérieur du vaisseau.

Soins – Surveillance post-opératoire d'un patient opéré d'un anévrisme de l'aorte abdominale

Cette surveillance est réalisée à intervalles fréquents dès le retour du bloc opératoire.

- Contrôler les fonctions vitales : état de conscience, fonction respiratoire et état hémodynamique.
  - S'entretenir avec le patient.
  - Monitorer la pression artérielle, la fréquence cardiaque, et la saturation en oxygène.
  - Réaliser le bilan des entrées et sorties : perfusions, drains, diurèse…
  - Surveiller les pansements : dépistage de saignements.
- Soulager la douleur :
  - Faire évaluer l'intensité de la douleur par le patient à l'aide d'une échelle visuelle analogique.
  - Administrer les antalgiques en fonction du protocole et de la prescription.
- Assurer les soins d'hygiène et de confort en mobilisant le patient avec précaution.
- Maintenir les voies veineuses : assurer strictement le programme de perfusion, attention aux accès d'hypertension.

2. DISSECTION DE L'AORTE

DÉFINITION ET CAUSES

- Déchirure du feuillet interne de la paroi de l'aorte (intima) par laquelle pénètre le sang qui va créer un faux canal dans l'épaisseur de la paroi du vaisseau.
- Cause la plus fréquente : hypertension artérielle.
- Causes plus rares : atteinte congénitale du tissu conjonctif (maladie de Marfan...), malformation (coarctation, canal artériel...), artériosclérose, traumatisme.
- Classification anatomique la plus connue est celle de De Bakey : type 1 = atteinte de la totalité de l'aorte atteinte, type 2 = uniquement l'aorte ascendante, type 3 = uniquement l'aorte descendante.

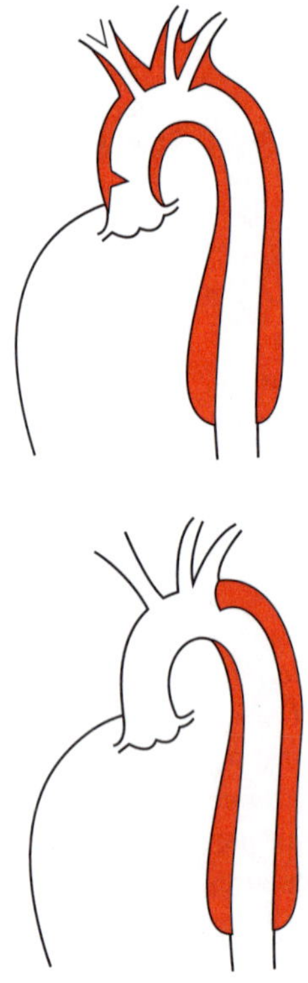

Figure 9.1 : Dissection de l'aorte

ÉPIDÉMIOLOGIE

- Affection très rare avec une incidence de 5 à 10 cas pour 1 000 000 de personnes.
- Dans 90 % des cas, hypertendu autour de la cinquantaine.

SIGNES ET SYMPTÔMES

- Douleur thoracique inaugurale violente (ressentie comme un déchirement), rétrosternale, migratrice, descendante, entraînant fréquemment un malaise initial. Peut ensuite s'atténuer pour disparaître ou réapparaître par crises successives.
- Signes associés :
  - Ischémie de membre : asymétrie, voire disparition des pouls, asymétrie tensionnelle.
  - Signes neurologiques : trouble de la vision, hémiplégie, paraplégie...
- Hyper- ou hypotension.
- Signes de gravité : anurie, état de choc, épanchement péricardique et tamponnade.

INVESTIGATIONS

- Radiographie thoracique : élargissement du médiastin; si aorte ascendante touchée, peut montrer une dilatation de l'aorte.
- Échographie transœsophagienne (ETO) ou scanner avec injection de produit de contraste.
- Aortographie : uniquement si traitement chirurgical envisagé.

ÉVOLUTION, COMPLICATIONS ET PRONOSTIC

- En l'absence de traitement : mortalité de près de 50 % dans les premières 48 heures, essentiellement par rupture de l'aorte.
- Survie des patients traités : 60 % à 5 ans et de 40 % à 10 ans.

Soins – Prise en charge d'un patient en phase aiguë d'une dissection aortique

Installer le patient :
- Décubitus dorsal, jambes légèrement surélevées et genoux pliés.
- Eviter toute manipulation intempestive (risque de poussée tensionnelle avec aggravation de la déchirure de la paroi de l'aorte).

Mettre en place un monitorage de surveillance :
- Fréquence cardiaque (scope).
- Pression artérielle (brassard avec gonflage automatique).
- Saturation en oxygène (oxymétrie de pouls).

Poser une voie veineuse et réaliser les prélèvements biologiques sur prescription :
- Voie veineuse avec du sérum physiologique.
- Bilan pré-opératoire.

Contribuer à la prise en charge médicale qui poursuit 3 objectifs :
- Maintenir la PA systolique autour de 100 à 120 mmHg (à l'aide d'antihypertenseurs : trinitrine [Lénitral®], nicardipine [Loxen®]).
- Diminuer la douleur (paracétamol [Perfalgan®], morphine).
- Organiser le transfert vers un centre spécialisé.

THÉRAPEUTIQUE

- Traitement médical initial : contrôle strict de la pression artérielle en utilisant des médicaments antihypertenseurs par voie veineuse (voir l'encadré ci-dessous).
- Traitement chirurgical obligatoire dans les cas intéressant l'aorte initiale, dans les autres cas il sera discuté en fonction des risques de rupture.
- Traitement au long cours :
  - Traitement antihypertenseur (voir p. 6).
  - Éducation du patient :
    - Mesures hygiéno-diététiques visant à prévenir l'hypertension.
    - Voir « Principes de l'apprentissage de l'automesure tensionnelle » p. 11.

ÉDUCATION THÉRAPEUTIQUE (OBJECTIFS ET THÈMES)

- Maintien d'un objectif tensionnel.
- Automesure de la pression artérielle.
- Modifications des comportements : alimentaires, sevrage tabagique.

OBJECTIFS DES SOINS INFIRMIERS

Diagnostics infirmiers prévalents

- Douleur aiguë
- Diminution de l'irrigation tissulaire
- Mode de respiration inefficace
- Risque élevé d'accident
- Apprendre

Reconnaître les signes accompagnant la survenue d'une pathologie de l'aorte et leur gravité afin de déclencher une prise en charge d'urgence :
- Les patients porteurs de facteurs de risques cardiovasculaires, notamment l'hypertension artérielle et l'athérosclérose (cholestérol, diabète, tabagisme), sont particulièrement exposés.
- Observer et dépister les manifestations douloureuses caractéristiques pouvant survenir :

  - En cas de fissuration d'anévrisme : douleurs abdominales, défense, contracture.
  - En cas de dissection : douleur thoracique, rétrosternale, ressentie comme un déchirement, migratrice, descendante.
- Assurer une surveillance continue de la pression artérielle, de la fréquence cardiaque et de la saturation en oxygène par un oxymètre de pouls : un état de choc peut survenir.
- Rechercher la survenue de signes associés : signes neurologiques, ischémie de membre (dissection).
- Assurer une prise en charge d'urgence :
  - Voir l'encadré « Soins – Prise en charge en urgence d'un patient porteur d'une fissuration d'anévrisme de l'aorte » p. 108.
  - Voir l'encadré « Soins – Prise en charge d'un patient en phase aiguë d'une dissection aortique » p. 111.
- En cas d'intervention chirurgicale assurer les soins post-opératoires : voir l'encadré « Soins – Surveillance post-opératoire d'un patient opéré d'une fissuration de l'aorte » p. 109.

ÉDUCATION THÉRAPEUTIQUE

Favoriser l'appropriation par le patient de son traitement hypertenseur et des modifications à apporter à son mode de vie pour réduire ses facteurs de risques :

Voir le chapitre « Hypertension artérielle » p. 11.

Auto-évaluation : Vrai ou Faux

1. L'hypertension artérielle et l'athérosclérose sont les principales causes de l'anévrisme et de la dissection de l'aorte.
2. Une fissuration d'anévrisme se manifeste par des douleurs abdominales assez violentes.
3. Le maintien d'une pression artérielle systolique autour de 140 à 150 mmHg est un objectif prioritaire de la prise en charge en phase aiguë.
4. En phase aiguë la position de sécurité du patient est le décubitus dorsal, jambes allongées.
5. L'asymétrie des pouls des membres inférieurs peut être observée dans la dissection aortique.

Réponses

1. **Vrai** : l'hypertension favorise la dissection, et l'athérosclérose la rupture d'anévrisme.
2. **Vrai** : ces douleurs s'accompagnent d'une défense, d'une contracture abdominale et de la présence d'une masse abdominale battante épigastrique chez le sujet maigre.
3. **Faux** : une pression artérielle trop élevée peut conduire à une aggravation, elle doit être maintenue strictement entre 100 et 120 mmHg.
4. **Faux** : le patient doit être maintenu en décubitus dorsal, jambes légèrement surélevées et genoux pliés ; de plus toute manipulation intempestive est à éviter.
5. **Vrai** : en raison d'une ischémie d'un membre, une asymétrie tensionnelle peut être associée.

ARTÉRIOPATHIE OBLITÉRANTE DES MEMBRES INFÉRIEURS

L'essentiel à retenir

- L'artériopathie oblitérante des membres inférieurs est due à l'athérosclérose.
- Le principal facteur favorisant la maladie est le tabac.
- La claudication intermittente représente le signe clinique essentiel et la gravité de la maladie est évaluée par le périmètre de marche.
- L'examen diagnostique essentiel est l'échographie couplée au Doppler artériel.
- La principale urgence est l'ischémie aiguë de membre qui nécessite une prise en charge immédiate pour éviter une amputation.
- Le cumul de facteurs de risques depuis de nombreuses années requiert une prise en charge éducative en équipe multiprofessionnelle.

DÉFINITION ET CAUSES

- Obstruction des artères des membres inférieurs due à des lésions d'athérosclérose qui provoquent un épaississement de leur paroi, des thromboses locales, une sténose puis une occlusion.
- Facteur favorisant le plus important : le tabac.

ÉPIDÉMIOLOGIE : 600 000 personnes atteintes en France. Cette affection est responsable de 6 000 amputations par an.

SIGNES ET SYMPTÔMES

- Principal signe : **claudication intermittente** → crampe douloureuse, le plus souvent au

Comprendre – L'athérosclérose

- **Définition et causes**
  - Maladie des artères de gros et de moyen calibre due à une altération de la paroi interne des vaisseaux avec des dépôts de graisses (athérome), qui entraîne une diminution de calibre et une obstruction.
  - Facteurs favorisants : tabac, hyperlipidémies, hypertension artérielle et diabète.
- **Épidémiologie** : à l'origine des affections cardiovasculaires qui représentent la principale cause de mortalité en France, soit 1/3 des décès annuels.
- **Signes et symptômes**
  Les manifestations cliniques n'apparaissant qu'après des années d'évolution : coronaropathie (angor, infarctus du myocarde), accidents vasculaires cérébraux, artériopathie des membres inférieurs.
- **Prévention et éducation**
  La stratégie de prévention repose sur les facteurs de risque modifiables : arrêt du tabac, traitement de l'hypercholestérolémie, de l'hypertension artérielle et du diabète. En prévention secondaire (pour éviter une récidive), l'aspirine est efficace.

mollet, survenant à la marche, obligeant à l'arrêt et réapparaissant pour un périmètre de marche fixe (plus le périmètre est réduit, plus l'atteinte est sévère).
- Douleurs en position couchée, souvent soulagées par la position jambes pendantes.
- Pouls au niveau du pied diminué ou absent.

INVESTIGATIONS

- Échographie couplée au Doppler artériel.
- Artériographie dans le cadre d'un bilan préopératoire.

ÉVOLUTION, COMPLICATIONS ET PRONOSTIC

- Principale complication : troubles cutanés dus à une mauvaise vascularisation (ulcère de jambe, nécrose des orteils, poussée d'ischémie aiguë de jambe…).
- En l'absence de contrôle des facteurs de risque, notamment la suppression du tabac, l'évolution est inexorable avec des amputations répétitives de plus en plus hautes.
- Urgence : ischémie aiguë de membre (voir encadré).

Urgence : Ischémie aiguë de membre

Définition et Causes
- Obstruction d'une artère, le plus souvent par embolie (90 % des cas), plus rarement par thrombose locale.
- Les emboles proviennent le plus souvent du cœur gauche, particulièrement en cas de valvulopathie avec fibrillation auriculaire et de thrombus consécutif à un infarctus.

Signes et symptômes
- Douleur intense de début brutal.
- Impotence fonctionnelle.
- Membre froid et pâle, marbré, violacé.
- Abolition des pouls (en aval de l'occlusion).
- Perte de sensibilité et déficit moteur = signes de **gravité** imposant une désobstruction d'urgence.

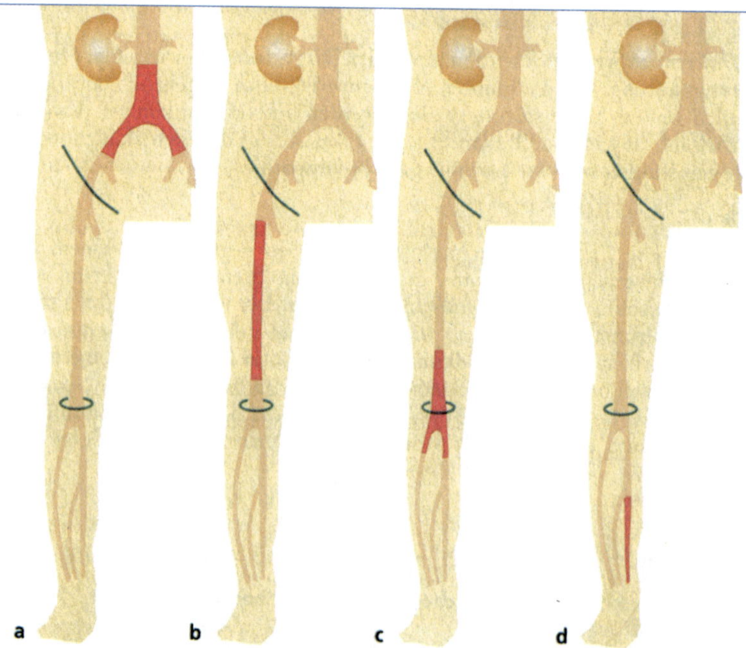

Figure 10.1 : Siège des oblitérations artérielles les plus fréquentes au niveau du bassin et des membres inférieurs

Tableau 10.1 : Classification des artériopathies oblitérantes des membres inférieurs selon Fontaine.

I	Aucune plainte mais lésions objectivables (sténose, occlusion)	
II	Claudication intermittente	IIa : Périmètre de marche sans douleur > 200 m
		IIb : Périmètre de marche sans douleur < 200 m
		Stade II compliqué : plaies ne guérissant pas
III	Douleur de repos en position horizontale	
IV	Douleur de repos, ulcères, parfois nécrose/gangrène	

Soins – Prise en charge d'un patient atteint d'une ischémie aiguë de membre

Installer le patient

- Placer le membre en position basse et l'installer sur un coussin pour éviter toute lésion de la peau qui est fragilisée.
- Relever légèrement le tronc.

Poser une voie veineuse et réaliser les prélèvements biologiques

- Voie veineuse avec un soluté de type sérum physiologique ou Ringer lactate.
- Prélèvements :
  - Ionogramme sanguin, urée, créatinine.
  - Gaz du sang artériel.
  - Hémostase.

Collaborer à la prise en charge médicale

- L'ischémie sans trouble sensitivomoteur peut attendre car la circulation collatérale assure le minimum vital.
- **L'ischémie sensitivomotrice doit être traitée de toute urgence, car il y a un triple risque : amputation, insuffisance rénale, décès.**
- Le traitement médical est complémentaire de la chirurgie et ne doit en aucun cas retarder l'intervention (embolectomie, pontage, thrombolyse in situ). Il comprend :
  - Des médicaments vaso-actifs (**Fonzylane**®) : 400 mg/24 h en perfusion lente.
  - Une anticoagulation par **héparine** : 400-600 UI/kg/j à adapter en fonction de l'hémostase.
  - Une antalgie avec de la **morphine** : 3 mg en IV à renouveler toutes les 5 min jusqu'à obtention d'un effet suffisant

THÉRAPEUTIQUE

En dehors de la situation d'urgence :

– Traitement médical :
  - Arrêt du tabac et correction des autres facteurs de risque de l'athérosclérose (voir p. 115).
  - Hygiène de vie, notamment marche quotidienne.
  - Antiagrégants plaquettaires : aspirine.
  - Vasodilatateurs : par exemple Torental®, Praxilène®.

  - Soins des troubles trophiques, notamment des ulcères de jambe (voir ci-dessous).
- Traitement chirurgical :
  - Angioplastie par ballonnet.
  - Pontage artériel.

ÉDUCATION THÉRAPEUTIQUE (OBJECTIFS ET THÈMES)

- L'ensemble des facteurs de risque des maladies cardiovasculaires : diabète, hypertension, hyperlipidémie (voir le chapitre « La maladie coronaire » p. 17).
- Le sevrage tabagique en particulier.
- L'activité physique dont la marche, qui vise la formation d'artères collatérales compensatrices.
- Les connaissances sur la maladie, le traitement, l'état de santé.
- Les mesures d'autosurveillance : périmètre de marche, douleurs, état cutané.
- La conduite à tenir en cas de plaie.

Soins – Soins locaux d'un patient porteur d'un ulcère de jambe d'origine artérielle

Objectifs : éviter la surinfection, favoriser la cicatrisation, dépister l'évolution vers une gangrène.

Avant le soin

- Informer le patient du déroulement.
- L'interroger sur le caractère douloureux de sa plaie : administrer un antalgique selon prescription.
- Prévoir une installation antalgique et confortable pour le patient et le soignant.
- Réunir le matériel : gants, compresses, adhésif, pansements médicamenteux prescrits, sérum physiologique, antiseptiques non systématiques (sur prescription), sac à déchets, protection de l'environnement (protection absorbante).

Pendant le soin

Évaluer l'état cutané :

- Observer minutieusement la plaie après nettoyage simple au sérum physiologique :
  - Quantifier : étendue, profondeur.
  - Qualifier : couleur, odeur, écoulement, en vue de repérer des signes d'infection, de nécrose, atteinte des muscles, os, tendons.
  - Observer l'état de la peau autour de la plaie : lésions, sécheresse, sensibilité, œdème.
  - Distinguer le stade d'évolution de la plaie.
  - Observer l'état du membre atteint : sensibilité, motricité, vascularisation (palpation des pouls), température de la peau (souvent froide au toucher).

Réaliser le soin de la plaie :

- S'assurer de l'efficacité de l'antalgique.
- Adapter les stratégies :
  - En fonction des observations de l'aspect cutané :
    - Plaie noire : nécrose soit sèche, soit humide (colonisée par des bactéries).
    - Plaie jaune/fibreuse : phase de détersion ; utilisation possible d'une curette pour éliminer les débris.

- Plaie rouge bourgeonnante : phase d'épidermisation ; si prolifération, abrasion par pansement corticoïde ou nitrate d'argent (selon prescription), pansement humide ou pansement gras.
- En fonction de la douleur du patient.
- Si sécheresse de la peau autour de la plaie appliquer un corps gras.

Après le soin

- Décrire l'évolution locale sur la fiche de soins, la douleur du patient, l'efficacité de l'antalgique.
- Planifier le prochain pansement : tous les deux ou trois jours, plus si surinfection (écoulements, odeurs, douleur).

Assurer la prévention du risque infectieux avant, pendant et après le soin :

- Lavage des mains, protection de l'environnement, utilisation de matériel stérile, gants non stériles pour l'évacuation du pansement sale, décontamination du matériel utilisé.

Informer et éduquer le patient :

- Apports de protéines dans l'alimentation, maintien d'une hydratation pour favoriser la cicatrisation.
- Protection des jambes pour éviter les traumatismes et la survenue d'autres plaies : protéger les membres inférieurs.
- Relation d'écoute : soins longs, douloureux, l'ulcère qui ne guérit pas signale un stade avancé de la maladie avec menace d'amputation.
- S'assurer de la protection antitétanique : dans la négative, faire le nécessaire sur prescription médicale (vaccination de rappel ou injection d'immunoglobulines).

OBJECTIFS DES SOINS INFIRMIERS

Diagnostics infirmiers prévalents

- Diminution de l'irrigation tissulaire
- Douleur aiguë
- Risque élevé d'atteinte à l'intégrité de la peau
- Risque élevé d'infection
- Difficulté à se maintenir en santé
- Apprendre

Reconnaître les signes et la gravité d'une vascularisation artérielle déficiente :

- Interroger le patient :
  - Sur la survenue de crampes : siège, moment, intensité.
  - Sur les positions qui réduisent la douleur : arrêt de la marche, repos, jambes pendantes.
- Palper les pouls au niveau des membres inférieurs :
  - Relever et préciser la présence, la diminution ou l'absence des pouls artériels.
  - Vérifier la sensibilité des membres.
- Observer l'état cutané : présence d'ulcères, de nécroses, d'œdème, de marbrures signalant une mauvaise vascularisation.
- Alerter le médecin en cas de signes de gravité :
  - Voir l'encadré « Ischémie aiguë de membre » p. 116.
  - Voir l'encadré « Soins – Prise en charge d'un patient atteint d'une ischémie aiguë de membre » p. 117.

Assurer des soins d'hygiène, de confort et les traitements permettant au patient de :

- Maintenir son autonomie en fonction des pathologies associées (notamment neurologiques) :
  - Favoriser l'implication du patient dans ses soins d'hygiène de la peau.
  - Maintenir une activité de marche : adaptée aux possibilités du patient.
- Réduire les phénomènes douloureux :
  - Évaluer la douleur et faire adapter le traitement antalgique (sur prescription médicale).
  - Faciliter l'installation des jambes en déclive : surveiller la survenue d'œdèmes.
  - Administrer et observer l'efficacité des vasodilatateurs.
- Maintenir l'intégrité de sa peau :
  - Protéger le membre hypoperfusé : arceau, éviter tout ce qui risque de comprimer, blesser (attention aux chaussettes, chaussures, coups).
  - En cas de diabète, apporter un soin tout particulier à l'examen quotidien des pieds : dépister une lésion locale qui peut être due au port de chaussures, déconseiller les pédiluves trop longs (plus de 5 minutes) et trop chauds (fragilisation de la peau par ramollissement), séchage soigneux des espaces interdigitaux.
- Éviter les surinfections locales en cas de plaies :
  - Voir l'encadré « Assurer les soins locaux d'un patient porteur d'un ulcère de jambe d'origine artérielle » p. 118.
  - S'assurer du suivi d'un traitement antibiotique éventuel.
  - Surveiller la température : risque septicémique en cas d'infection locale.

ÉDUCATION THÉRAPEUTIQUE

Informer, sensibiliser, convaincre le patient de réaliser des mesures d'autosurveillance (à court terme) :

- Réaliser une observation de son état cutané pour maintenir l'intégrité de sa peau.

- Apprendre à repérer des signes :
  - Les circonstances de survenue des douleurs.
  - Une cicatrisation des plaies difficile.
  - Température d'un membre : interprétation de la différence de température entre deux membres.
  - Apparition d'œdèmes, une sécheresse cutanée.

Mettre en place un programme d'éducation thérapeutique en vue de changements de comportements relatifs aux facteurs de risque cardiovasculaires présentés par le patient (à moyen terme) :

- Pour les mesures diététiques, le sevrage tabagique voir le chapitre « La maladie coronaire » p. 31 à 34.

- Encourager et faciliter la compréhension et l'apprentissage de certains gestes, surtout si le patient présente un diabète associé :
  - La protection des pieds : choix des chaussures, marche avec des chaussures en toutes circonstances pour ne pas risquer de se blesser.
  - La désinfection de toute plaie, si bénigne soit elle.
  - La protection de la peau : réchauffer des pieds froids (port de chaussettes non serrées), sécher une peau humide.
  - Les soins des ongles sans blessure.

Auto-évaluation : Vrai ou Faux

1. L'artériopathie est une maladie au long cours : il n'y a jamais d'urgence.
2. Le périmètre de marche du patient reflète la sévérité de son atteinte.
3. Les douleurs nocturnes du patient atteint d'artériopathie sont soulagées par la position jambes surélevées.
4. Dans l'artériopathie, la marche est déconseillée.

Réponses

1. **Faux** : la principale urgence est l'ischémie aiguë du membre qui nécessite une prise en charge immédiate pour éviter une amputation.
2. **Vrai** : plus le périmètre est réduit, plus l'atteinte est sévère.
3. **Faux** : c'est la position jambes pendantes qui est antalgique.
4. **Faux** : la marche est recommandée afin de développer une circulation collatérale pour pallier l'insuffisance des artères atteintes.

VARICES

L'essentiel à retenir

- L'insuffisance veineuse et la maladie variqueuse constituent un véritable problème de santé publique qui concerne 20 % de la population, plus particulièrement les femmes.
- Il s'agit d'une affection chronique dont l'évolution progressive, souvent par poussées, est inéluctable.
- L'essentiel de la prise en charge repose sur l'éducation concernant l'hygiène de vie pour éviter la survenue de complications.

DÉFINITION ET CAUSES

– Dilatation des veines superficielles, habituellement au niveau des jambes, due à une altération des valvules qui ne jouent plus leur rôle et entraînent un reflux veineux.

– Les varices se manifestent dans le cadre d'une insuffisance veineuse chronique :

- Insuffisance veineuse primitive : prédisposition familiale + facteurs favorisants (station debout prolongée, surcharge pondérale, grossesse).
- Insuffisance veineuse secondaire : après une phlébite.

Comprendre – L'insuffisance veineuse des membres inférieurs

- La faiblesse des parois des veines et/ou l'insuffisance des valvules sont responsables de la dilatation des veines.
- La conséquence est une stagnation du sang qui ne peut revenir correctement vers le cœur → les jambes augmentent de volume du fait du passage de liquide dans les tissus (œdème) pour soulager les veines.
- Du fait de la pesanteur, la station debout est un facteur aggravant.

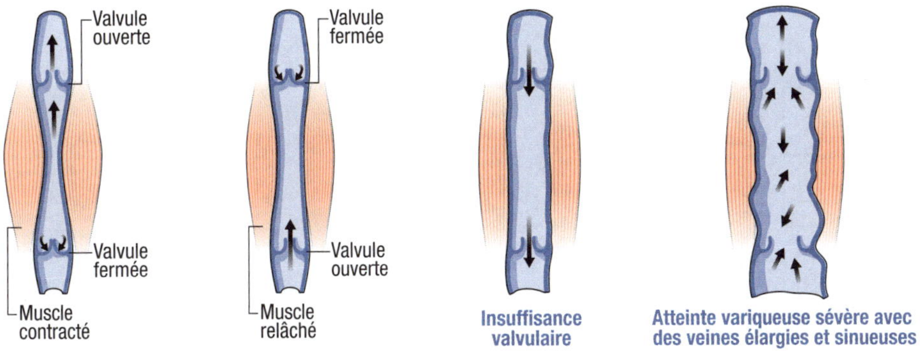

Figure 11.1 : Fonction des valvules veineuses et altération dans la maladie variqueuse

ÉPIDÉMIOLOGIE : l'insuffisance veineuse chronique est très fréquente (20 % de la population) avec une nette prédominance féminine.

SIGNES ET SYMPTÔMES

- En position debout, les veines apparaissent dilatées et tortueuses.
- L'épreuve de Tredelenburg montre un remplissage brutal de haut en bas des varices en position debout après suppression d'un garrot veineux.

Voir figure 11.2, ci-dessous.

INVESTIGATIONS : l'échographie-Doppler est l'examen de choix pour étudier la topographie des varices et examiner les veines profondes.

ÉVOLUTION, COMPLICATIONS ET PRONOSTIC

- Évolution : aggravation progressive par poussées.
- Principales complications :
  - Troubles cutanés (ulcères variqueux notamment).
  - Thrombophlébite superficielle (se reporter au chapitre sur la maladie thrombo-embolique).
  - Rupture avec saignement, notamment chez les personnes âgées (voir ci-dessous).

Urgence : La rupture de varice

En cas de rupture, hémorragie veineuse impressionnante → conduite à tenir :
- Surélévation de la jambe : par gravité les veines se vident et la pression dans les vaisseaux diminue, ce qui entraîne un tarissement de l'hémorragie.
- Pansement compressif simple.

THÉRAPEUTIQUE

- Traitement médical :
  - Hygiène de vie : marche régulière, réduction pondérale, surélévation des pieds du lit, douches froides, éviter le piétinement, ne pas croiser les jambes en position assise…
  - Contention élastique.
  - Médicaments phlébotoniques : effet incertain.
  - Injections de produits sclérosants.
- Traitement chirurgical : stripping (extirpation des veines saphènes).

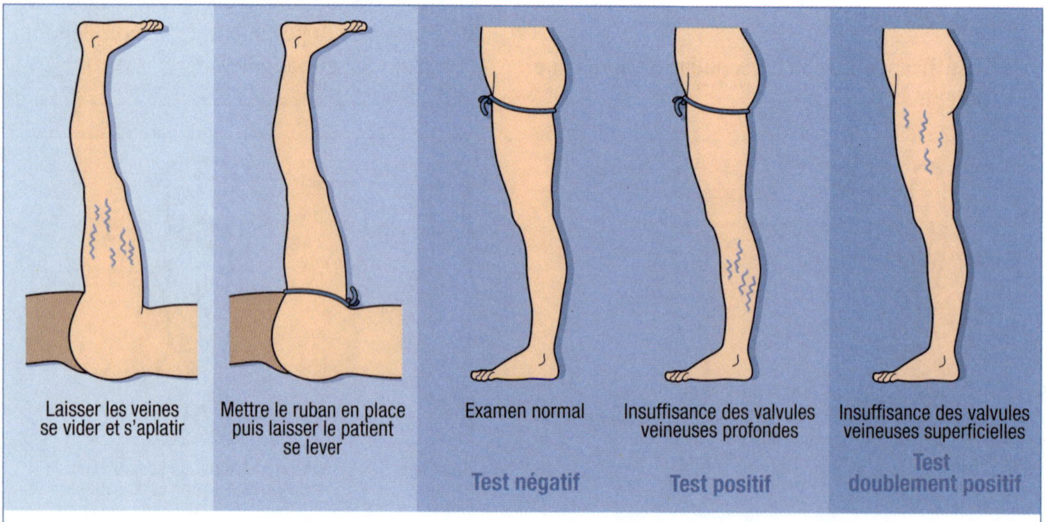

Figure 11.2 : Test de Tredelenburg permettant de tester la fonction des valvules de la veine saphène

Soins – Réaliser un bandage de contention efficace

Pour des bandes

- **Choisir du matériel adapté** : prescription de bandes différentes (force de contention, longueurs, largeurs) en fonction de l'indication, de la morphologie, de la présence de pansements ; prise des mesures.
- **Choisir le moment et les conditions de la pose et dépose** : avant le lever, patient jambes allongées, sur une peau propre et sèche.
- **Maîtriser la technique** : départ de la bande à la base des orteils en tournant vers l'extérieur du pied, spirales régulières, tension constante, fixation appropriée.
- **Surveiller l'efficacité** : absence de pli, de distension, les orteils restent sensibles, chauds, positionnement adéquat des repères géométriques éventuels, liberté des articulations du genou et de la cheville.
- **Informer et éduquer le patient** : objectifs de la contention, enlever les bandes une fois allongé, observation de l'efficacité : aspect du bandage, absence de douleur, maintien de la sensibilité au niveau des pieds et orteils, conseils d'entretien (lavage à la main, à l'eau tiède savonneuse, séchage soigneux, loin d'une source de chaleur).

Pour des bas

- **Choisir du matériel adapté** : prescription de bas différents (contention, hauteur, taille), prise des mesures.
- **Choisir le moment et les conditions de la pose** : voir ci-dessus.
- **Maîtriser la technique** : la pose s'effectue bas retourné sur le pied en le déroulant progressivement.
- **Surveiller l'efficacité** : positionnement de la fenêtre de contrôle, voir ci-dessus.
- **Informer et éduquer le patient** : voir le paragraphe « Éducation thérapeutique » p. 127.

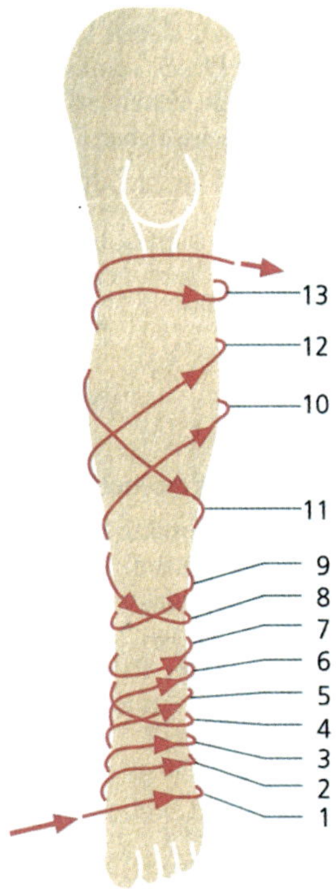

Figure 11.3 : Bandage correct du membre inférieur

Soins – Réaliser les soins locaux d'un patient porteur d'un ulcère variqueux

Objectifs : favoriser la cicatrisation et éviter la surinfection

Avant le soin

- Informer le patient du déroulement. L'interroger sur le caractère douloureux de sa plaie : administrer un antalgique selon la prescription.
- Prévoir une installation confortable pour le patient et le soignant et protéger l'environnement (protection absorbante).
- Réunir le matériel : gants, compresses, adhésif, pansements médicamenteux prescrits, sérum physiologique, antiseptiques non systématiques (sur prescription), sac à déchets.

Pendant le soin

Évaluer l'état cutané

- Observer minutieusement la plaie après nettoyage simple au sérum physiologique :
  - Quantifier : étendue, profondeur.
  - Qualifier : couleur, odeur, écoulement, en vue de repérer des signes d'infection, d'inflammation.
  - Observer l'état de la peau autour de la plaie : lésions, sécheresse, sensibilité.
  - Distinguer le stade d'évolution de la plaie.

Réaliser le soin de la plaie

- S'assurer de l'efficacité de l'antalgique.
- Adapter les stratégies :
  - En fonction des observations cutanées :
    - Phase de détersion : plaie noire (nécrose), plaie jaune (fibrineuse); utilisation possible d'une curette pour éliminer les débris, prévoir pédiluve éventuel.
    - Phase d'épidermisation : plaie rouge bourgeonnante.
    - Si prolifération : abrasion par pansement corticoïde ou nitrate d'argent (selon prescription).
    - Pansement humide ou pansement gras.
  - En fonction de la douleur du patient.
  - En fonction de la sécheresse de la peau : appliquer un corps gras.

Après le soin

- Décrire l'évolution sur la fiche de soins, la douleur du patient, l'efficacité de l'antalgique.
- Planifier le prochain pansement : tous les deux ou trois jours, plus si surinfection (écoulements, odeurs, douleur).

Assurer la prévention du risque infectieux avant, pendant et après le soin : lavage des mains, protection de l'environnement, utilisation de matériel stérile, gants non stériles pour l'évacuation du pansement sale, décontamination du matériel utilisé.

Informer et éduquer du patient :

- Apports de protéines dans l'alimentation, maintien d'une hydratation suffisante pour favoriser la cicatrisation.

- Surélévation des jambes pour favoriser la circulation veineuse, port des bandes de contention.
- Relation d'écoute : cicatrisation souvent longue à obtenir, soins douloureux.
- Conduite à tenir si douleurs, odeurs, écoulements.
- Vérifier la couverture antitétanique : dans la négative, faire le nécessaire sur prescription médicale (vaccination de rappel injection d'immunoglobulines et vaccination de rappel).

ÉDUCATION THÉRAPEUTIQUE (OBJECTIFS ET THÈMES)

- Modifications de certaines habitudes de vie :
  - Activité physique, surcharge pondérale.
  - Aide au sevrage tabagique.
  - Alimentation, hydratation.
  - Prise des bains et douches.
- Apprentissage de la pose des bandes ou bas de contention.
- Autosurveillance d'une plaie : voir l'encadré « Soins – Réaliser les soins locaux d'un patient porteur d'un ulcère variqueux » p. 126.

OBJECTIFS DES SOINS INFIRMIERS

Diagnostics infirmiers prévalents

- Diminution de l'irrigation tissulaire
- Atteinte à l'intégrité des tissus
- Difficulté à se maintenir en santé
- Altération de la mobilité physique
- Douleur aiguë
- Risque élevé d'infection (ulcère variqueux)

Assurer les soins locaux d'un patient porteur d'un ulcère variqueux :

Voir l'encadré « Soins – Réaliser les soins locaux d'un patient porteur d'un ulcère variqueux » p. 126.

ÉDUCATION THÉRAPEUTIQUE

Favoriser la compréhension et l'appropriation par le patient de nouvelles règles d'hygiène de vie afin de prévenir les complications :

- Identifier les habitudes de vie, les contraintes socioprofessionnelles :
  - Positions de travail, de repos.
  - Mode de prise des douches et bains.
- Expliquer simplement le mécanisme de l'insuffisance veineuse : voir l'encadré « Comprendre » p. 123.
- Envisager avec le patient ce qu'il peut modifier :
  - Surélévation des jambes en positon de repos et la nuit.
  - Programme de marche régulière dans la vie quotidienne.
  - Port de bas de contention si position prolongée debout dans un contexte professionnel, en cas de grossesse, en cas de longs voyages.
  - Maintien des jambes décroisées en position assise.
  - Alternance eau tiède/eau froide pour la douche des jambes de préférence aux bains chauds.
  - Évitement de toute exposition à des sources de chaleur : pieds devant la cheminée, bouillottes, exposition au soleil…

Dépister la survenue des complications :

- Repérage d'une douleur, d'un gonflement, d'une chaleur anormale au mollet : alerter le médecin car suspicion de thrombose veineuse superficielle.

– Si rupture de varices avec saignement : surélever la jambe et appliquer un pansement compressif, consulter un médecin.

Assurer la prise en charge en cas de complications :

– En cas d'ulcères variqueux :
  • Voir l'encadré « Rupture de varices » p. 124.
– En cas de thrombose veineuse superficielle : voir le chapitre « Thrombose veineuse » p. 131.
  • Pose de bandage de contention.
  • Poursuite de la marche.
  • Surélévation des jambes la nuit et maintien de la contention.
  • Pansements locaux sur prescription : alcoolisés ou antiinflammatoires.

Auto-évaluation : Vrai ou Faux

1. Les varices sont dues à une altération des valvules favorisant la stagnation du sang.
2. En cas d'hémorragie liée à une rupture de varices, il faut surélever la jambe.
3. La contention élastique fait partie du traitement médical.
4. Pour qu'une contention élastique soit efficace, elle doit être posée en position debout.
5. L'insuffisance veineuse peut être secondaire à une phlébite.
6. L'eau froide sur les jambes est contre-indiquée en cas d'insuffisance veineuse à cause de son effet vasoconstricteur.
7. Une bonne hydratation est nécessaire pour favoriser la cicatrisation d'une plaie.
8. Dans le soin d'ulcère variqueux, il ne faut pas modifier le traitement prescrit initialement.
9. En cas de thrombose veineuse superficielle, le lever et la marche sont contre-indiqués.

Réponses

1. **Vrai** : associées parfois à une faiblesse des parois des veines, elles entraînent une dilatation des veines.
2. **Vrai** : cela facilite la diminution de la pression dans les vaisseaux et traite l'hémorragie, en complément d'une compression.
3. **Vrai** : les bandes ou bas de contention relèvent d'une prescription médicale ; la prescription doit préciser la force de contention souhaitée.
4. **Faux** : une contention doit être posée en position allongée, avant tout lever.
5. **Vrai** : elle se distingue alors de l'insuffisance veineuse dite primitive (prédisposition familiale et facteurs favorisants).
6. **Faux** : l'eau froide est recommandée pour stimuler la circulation veineuse, alors que l'eau chaude, par son effet vasodilatateur aggrave la dilatation des veines.
7. **Vrai** : l'hydratation et un apport protidique suffisant favorisent la cicatrisation.
8. **Faux** : l'ulcère évolue au fil des soins et le traitement local doit être adapté à cette évolution, en accord avec le médecin et sur prescription.
9. **Faux** : la marche et le lever sont recommandés (attention à bien différencier de la thrombose veineuse profonde).

MALADIE THROMBO-EMBOLIQUE THROMBOSE VEINEUSE ET EMBOLIE PULMONAIRE

L'essentiel à retenir

- La thrombose veineuse et l'embolie pulmonaire sont regroupées sous l'appellation de maladie thrombo-embolique.
- La thrombose veineuse est favorisée par trois facteurs : le ralentissement du flux sanguin, l'altération de la paroi de la veine et une hypercoagulabilité du sang.
- La gravité de cette pathologie est liée à deux complications : l'embolie pulmonaire parfois mortelle et l'insuffisance veineuse, séquelle fréquente et invalidante.
- Le diagnostic de thrombose veineuse profonde et d'embolie pulmonaire doit toujours être confirmé par des examens complémentaires, variables en fonction de la disponibilité du plateau technique.
- Le traitement repose sur les anticoagulants et est très codifié.
- Les anticoagulants sont des médicaments très efficaces mais dont les effets secondaires peuvent être redoutables, ce qui nécessite une surveillance très précise du traitement et une éducation thérapeutique adaptée.

1. THROMBOSE VEINEUSE SUPERFICIELLE

DÉFINITION ET CAUSES

- Inflammation d'une (de) veine(s) superficielle(s).
- Deux formes :
  - Non bactérienne : formation locale d'un caillot dans une veine présentant des altérations de sa paroi (veines variqueuses).
  - Bactérienne : le plus souvent liée à un traumatisme bénin, une injection ou une perfusion.

ÉPIDÉMIOLOGIE

- Affection fréquente chez la femme porteuse de varices.
- Problème de iatrogénie fréquente à l'hôpital.
- Fréquent chez les toxicomanes intraveineux.

SIGNES ET SYMPTÔMES

- Forme non bactérienne :
  - Sur une varice : cordon veineux dur et sensible à la pression avec une périphérie rouge et chaude.
  - Œdème local possible.
- Forme bactérienne (en plus des signes précédents) :
  - Fièvre, frissons, altération de l'état général possible.
  - Parfois, transformation purulente de la zone inflammatoire.

INVESTIGATIONS

- Diagnostic uniquement clinique (sauf si doute sur thrombose veineuse profonde → voir p. 133).

– Si doute sur bactériémie : NFS et éventuelles hémocultures (identification du germe responsable).

ÉVOLUTION, COMPLICATIONS ET PRONOSTIC

– Possibilité d'association d'une thrombose veineuse profonde.
– Risque septicémique dans la forme bactérienne.

Soins – Prévention de la thrombose veineuse d'origine bactérienne

- Suivi des protocoles : fréquences de changement de site, fréquences des pansements, antiseptiques à utiliser pour les soins locaux.
- Observation du point de ponction : état inflammatoire, écoulement purulent à signaler au médecin.
- Ablation des cathéters veineux dès que possible.

THÉRAPEUTIQUE

Soins – Thrombose veineuse superficielle

En cas de thrombose d'une varice superficielle

- Pas de repos au lit, par contre laisser largement marcher le patient avec un bandage de contention.
- La nuit laisser la jambe bandée et en position surélevée.
- Faire des pansements locaux alcoolisés et mettre des pommades antiinflammatoires pour diminuer la douleur (attention aux allergies).

En cas de caillot de grande taille, une petite incision est parfois nécessaire pour l'évacuer. Des thrombophlébites récidivantes nécessitent un traitement des varices par voie chirurgicale ou par sclérothérapie après la guérison de l'inflammation. Chez les patients confinés au lit, une anticoagulation est indiquée.

En cas de thrombophlébite bactérienne

- Enlever le cathéter périphérique ou central, recueillir de manière stérile sa pointe et l'envoyer pour culture au laboratoire de bactériologie.
- Soins locaux comme dans la thrombophlébite non bactérienne.
- Laisser les patients au repos au lit en cas de thrombose des veines profondes associée.
- Administrer des antibiotiques et éventuellement de l'héparine selon la prescription médicale.

2. THROMBOSE VEINEUSE PROFONDE

DÉFINITION ET CAUSES

- Occlusion plus ou moins complète d'une veine profonde par un thrombus.
- Localisation : veines profondes de la jambe et du bassin (dans 60 % des cas jambe gauche atteinte, dans 10 % les deux jambes), veines du bras (2 % des cas).
- Formation d'un caillot favorisée par trois facteurs de risque (**triade de Virchow**) :
  - Modification du flux sanguin, principalement un ralentissement (par ex. en position allongée dans le lit).
  - Altération de la paroi du vaisseau (par ex. après une intervention chirurgicale).
  - Modification de la composition du sang, par exemple hypercoagulabilité associée à certaines maladies, tumeurs.

Comprendre – Les situations à risque thrombo-embolique

- **Hypercoagulabilité**
  - Lupus érythémateux (anticoagulant lupique, syndrome des anticorps antiphospholipides).
  - Congénitale : résistance à la protéine C activée ; déficits en protéine C, en protéine S ou en antithrombine III…
- **Traitements hormonaux** : contraceptifs, substitution hormonale.
- **Cancer**
- **Immobilisation** : AVC, plâtre, alitement ou voyage prolongé (avion).
- **Insuffisance cardiaque**
- **Intervention chirurgicale** notamment gynéco-obstétricale.
- **Traumatisme**
- **Grossesse**
- **Antécédents de thrombose veineuse**

ÉPIDÉMIOLOGIE : affection fréquente, malgré les mesures de prévention, du fait de la multiplicité des facteurs de risque.

SIGNES ET SYMPTÔMES

- Souvent, symptomatologie pauvre et diagnostic que lors de l'installation d'une embolie pulmonaire.
- **Signes les plus fréquents** :
  - Lourdeur et tension dans la jambe.
  - Douleur à l'effort au niveau de la plante du pied, remontant éventuellement le long du trajet de la veine.
  - Gonflement de la jambe avec peau rouge, chaude et brillante : perte de la souplesse du mollet.
  - Fièvre modérée possible.
  - Douleur à la percussion du mollet, à la pression de la plante du pied, douleur à la dorsiflexion du pied (signe de Homans : inconstant et peu spécifique).

Urgence : La phlegmatia cœrulea dolens

- Disparition (pratiquement) complète du flux sanguin et arrêt du retour veineux en provenance du membre.
- Jambe augmentant rapidement de volume, se colorant en bleu-rouge et pouls non palpables.
- Douleurs horribles et évolution vers un état de choc.

Cause : ischémie du membre par spasme ou compression artérielle du fait d'une thrombose proximale du membre.

INVESTIGATIONS

- **Échographie-Doppler veineux** = examen clef (phlébographie uniquement en cas d'incertitude diagnostique).
- **Bilan biologique** :
  - **D-Dimères** : si négatif permet d'éliminer le diagnostic de thrombose veineuse, mais si positif impossibilité de trancher.
  - Groupe, Rhésus et agglutinines irrégulières.
  - NFS et plaquettes.

- Bilan d'hémostase complet à la recherche d'une hypercoagulabilité.

ÉVOLUTION, COMPLICATIONS ET PRONOSTIC

- **Principal risque : embolie pulmonaire** par extension de la thrombose et migration d'un caillot (chez 1/3 des patients).
- Autres complications : phlegmatia cœrulea dolens (voir ci-dessus).
- Récidives fréquentes car les parois vasculaires altérées sont un terrain favorable à la formation de nouveaux caillots.
- Évolution vers une insuffisance veineuse chronique chez près de la moitié des patients.

THÉRAPEUTIQUE

Objectif = éviter l'embolie pulmonaire.

Principes du traitement :

- Repos au lit avec surélévation des jambes : uniquement en cas de thrombose haut située → lever dès la 48e h d'anticoagulation efficace.
- Anticoagulation par héparine de bas poids moléculaire (HBPM) ou héparine non fractionnée (HNF), puis relais par les antivitamines K (AVK) pendant au moins 3 mois.
- Contention élastique (bas, bandage).
- Autres mesures de prévention des récidives : diminution d'une surcharge pondérale, arrêt du tabac, suppression de médicaments thrombogènes (en particulier la « pilule »), port de bas de contention.

Cas particuliers :

- Occlusion grave au niveau des veines de la cuisse ou du bassin et qui ne peut être traitée par un autre moyen : thrombectomie.
- Récidive ou contre-indications aux anticoagulants : pose d'un filtre cave.

Soins – Surveiller un patient sous traitement anticoagulant

Héparine non fractionnée :

- Bilan d'hémostase avant le début du traitement.
- Vérification du temps de céphaline activé (TCA) entre la 4e et la 6e heure après le début du traitement.
- Vérifier le taux de plaquettes tous les 2 jours.
- Débuter le relais par les antivitamines K si possible dès le 1er jour.
- Arrêter l'héparine après au moins 4 jours d'anticoagulation conjointe, lorsque l'INR (*International Normalized Ratio*) est entre 2 et 3 (contrôlé à 2 reprises à 24 heures d'intervalle).

Héparines de bas poids moléculaire :

- Dose adaptée en fonction du poids du patient : 2 injections par jour.
- Traitement contre-indiqué chez l'insuffisant rénal.
- Surveillance des plaquettes.
- Dosage de l'activité anti-Xa que dans certains cas particuliers.

Antivitamines K :

- Relais le plus précoce possible, dans les 5 premiers jours du traitement par l'héparine.
- Chevauchement héparine/AVK pendant 4 jours minimum.
- Objectif de l'INR : entre 2 et 3.

Signaler au médecin tout signe en faveur de surdosage : saignement des gencives, épistaxis, hématomes, méléna…

Soins – Les mesures de prévention thrombo-embolique

- Le lever précoce dans les suites de toute intervention chirurgicale.
- La compression veineuse par une contention adaptée qui sera prescrite par le médecin :
  - Bandes ou bas : voir l'encadré « Soins – Réaliser un bandage de contention efficace » p. 125
- Une mobilisation passive au lit, sous contrôle du kinésithérapeute, quand le lever est impossible.
- La mise en route d'un traitement médicamenteux préventif : **injection sous-cutanée quotidienne ou biquotidienne d'héparine de bas poids moléculaire**, réalisée face antérieure de l'abdomen ou des cuisses (alterner).
- Une observation quotidienne et rigoureuse des membres inférieurs à la recherche de signes locaux pour tous les patients à risque.

3. EMBOLIE PULMONAIRE

DÉFINITION ET CAUSES

- Migration soudaine d'un caillot de sang dans une artère pulmonaire entraînant un arrêt de la vascularisation du tissu en aval et donc un trouble des échanges gazeux.
- Dans l'immense majorité des cas, caillot en provenance des veines des membres inférieurs (« phlébite » ou thrombose veineuse profonde).
- Principaux facteurs favorisants (voir dans la partie « Thrombose veineuse profonde »).

Comprendre – Mécanisme physiopathologique de l'embolie pulmonaire

- Présence d'un caillot dans une veine périphérique (en général membre inférieur) qui se détache, arrive dans l'oreillette droite par la veine cave inférieure, passe dans le ventricule droit et est expulsé dans les artères pulmonaires où il va se bloquer lorsque la taille du vaisseau est inférieure à son diamètre.
- **Première conséquence** : une partie du poumon est ventilée mais n'est plus vascularisée → trouble des échanges gazeux à l'origine notamment d'une diminution de l'oxygénation du sang (hypoxie).
- **Deuxième conséquence** : l'obstruction vasculaire pulmonaire entraîne une augmentation brutale des résistances dans la petite circulation avec le développement d'une défaillance de la fonction de pompe du ventricule droit (insuffisance cardiaque droite aiguë ou **cœur pulmonaire aigu**).

En cas d'**obstruction de plus de 50 % du réseau artériel pulmonaire** → état de choc avec **risque d'arrêt cardiaque brutal**.

ÉPIDÉMIOLOGIE : pathologie fréquente qui serait responsable de 10 000 décès par an en France.

SIGNES ET SYMPTÔMES

- Douleur thoracique latérale gênant l'inspiration, souvent d'apparition brutale.
- Patient angoissé et agité.
- Toux sèche, aggravant la douleur.
- Dyspnée avec tachypnée superficielle (saturation souvent inférieure à 92 % en air ambiant).
- Crachats sanglants.
- Fièvre modérée.
- Tachycardie et en général hypotension artérielle.
- Signes d'insuffisance cardiaque droite aiguë : dilatation des veines du cou, gros foie douloureux à la palpation, reflux hépato-jugulaire.
- Rechercher des signes en faveur d'une thrombose veineuse profonde.

Urgence : Signes d'embolie pulmonaire grave

- **Signes d'état de choc** d'emblée :
  - Tachycardie, hypotension.
  - Défaillance cardiaque droite : dilatation des veines du cou, gros foie douloureux à la palpation, reflux hépato-jugulaire.
  - Signes de bas débit cardiaque : syncopes, lipothymies, somnolence.
- **Dyspnée aiguë** avec saturation en oxygène inférieure à 90 % en air ambiant.

→ **risque d'arrêt cardiaque**.

INVESTIGATIONS

- **Gaz du sang** : hypoxie et hypocapnie.
- ECG : souvent anormal mais troubles non spécifiques.
- Radiographie pulmonaire : atélectasies, épanchement pleural peu abondant, opacités des bases, surélévation d'une coupe diaphragmatique, diminution de la vascularisation pulmonaire.

– **Bilan biologique :**
  - **D-dimères** : si négatif permet d'éliminer le diagnostic d'embolie pulmonaire mais si positif, impossibilité de trancher.
    - Groupe, Rhésus et agglutinines irrégulières.
    - NFS et plaquettes.
    - Bilan d'hémostase complet à la recherche d'une hypercoagulabilité.
  - Enzymes cardiaques.

– **Bilan d'imagerie** : la stratégie diagnostique dépend de la gravité du tableau clinique et de la disponibilité des différents examens.
  - **Scintigraphie pulmonaire** : examen facile à réaliser mais problème de disponibilité et résultats parfois douteux en cas d'antécédents de maladies pulmonaires.
  - **Angioscanner** : examen de choix aujourd'hui mais peu sensible pour éliminer des embolies pulmonaires périphériques.
  - **Échographie transœsophagienne** : diagnostic d'un cœur pulmonaire aigu.
  - **Angiographie pulmonaire** : examen le plus fiable mais invasif.

ÉVOLUTION, COMPLICATIONS ET PRONOSTIC

– Traitée précocement, l'évolution de l'embolie pulmonaire est généralement favorable.
– Complications : récidive, état de choc et arrêt cardiaque.
– Séquelles : cœur pulmonaire chronique (insuffisance cardiaque droite chronique).

THÉRAPEUTIQUE

– **Traitement classique** :
  - Oxygénothérapie.
  - Anticoagulation par héparine non fractionnée puis relais par les antivitamines K pour une durée minimale de 6 mois (voir « Thrombose veineuse profonde »).

– **Embolie pulmonaire grave** :
  - Thrombolyse avec le rt-PA (Actilyse®).
  - Exceptionnellement : embolectomie chirurgicale utilisée dans les formes graves.
  - Relais rapide par les antivitamines K.

– **Récidive ou contre-indications aux anticoagulants** : pose d'un filtre cave.

Soins – Prise en charge d'un patient à la phase aiguë de l'embolie pulmonaire

Installer le patient

- Repos strict au lit.
- Position buste surélevé.
- Oxygénothérapie au masque à haute concentration (9-12 L/min) avec un objectif de saturation > 95 %.

Mettre en place une surveillance des fonctions vitales

- Chiffres initiaux et surveillance de la pression artérielle, de la fréquence cardiaque et respiratoire ainsi que de la saturation en oxygène.
- Tracé ECG d'entrée avec un appareil d'enregistrement des 12 dérivations classiques.

Poser une voie veineuse et réaliser les prélèvements biologiques sur prescription

- Voie veineuse avec un sérum physiologique ou un soluté de Ringer lactate selon la prescription médicale.
- Bilan biologique : voir « Investigations ».

Administrer le traitement médical prescrit

- Si TA basse : perfusion d'un soluté de remplissage (Plasmion® ou Voluven®) et éventuel tonicardiaque (dobutamine [Dobutrex®]) en perfusion continue.

- Héparine non fractionnée : bolus et relais en perfusion continue.
- Si thrombolyse : Actilyse® selon le protocole standard (voir p. 31).
- Surveillance du patient en unité de soins intensifs.

ATTENTION : en cas de suspicion d'embolie pulmonaire, pas d'injection IM (par exemple pour l'antalgie) car c'est une contre-indication pour une thrombolyse !

Informations pharmacologiques

Héparine non fractionnée

Propriétés – Mécanisme d'action

Formation dans le sang d'un complexe avec l'antithrombine III qui inhibe ensuite la cascade de la coagulation à différents niveaux, plus particulièrement la transformation du fibrinogène en fibrine. Deux formes : héparine calcique en injection sous-cutanée et héparine sodique en injection et perfusion intraveineuse.

Effets indésirables
- Hémorragies.
- Thrombopénies.
- Nécroses cutanées au point d'injection.
- Éruptions cutanées.
- Exceptionnellement : chute des cheveux, priapisme.

Surveillance
- Bilan préalable : TCA, temps de prothrombine, NFS, plaquettes.
- Surveillance :
  - TCA (1,5 à 2,5 fois le témoin).
  - Contrôle effectué 4 heures après le début d'une perfusion IV ou 4 à 6 heures après une injection SC jusqu'à obtention de valeurs satisfaisantes, puis 1 fois par jour.
  - Contrôle des plaquettes tous les 2 jours.

Les anticoagulants comportent un risque accru d'hémorragie : surveiller la survenue de signes comme les saignements de nez, des gencives, la présence de sang dans les selles.

Produits disponibles

Héparine sodique

Héparinate de calcium (Calciparine®)

Héparine de bas poids moléculaire

Propriétés – Mécanisme d'action
- Fragments d'héparine ayant l'avantage, par rapport à l'héparine non fractionnée, d'un risque moindre mais non exclu d'hémorragies et de thrombopénies.
- Action prolongée.
- Surveillance biologique limitée.

Effets indésirables
- Thrombopénie (mais risque moindre qu'avec l'héparine non fractionnée).
- Hématome au point d'injection, réaction allergique.
- En cas de surdosage (notamment si insuffisance rénale, en particulier chez la personne âgée) : risque de saignements.

Surveillance
- Bilan préalable : plaquettes et fonction rénale.
- Surveillance :
  - Préventif : uniquement plaquettes régulièrement.
  - Curatif : plaquettes 2 fois par semaine et activité anti-Xa (au 2e jour, 4 à 6 heures après l'injection) → entre 0,5 et 1 unité anti-Xa/mL.

Produits disponibles (exemples) : daltéparine (Fragmine®), énoxaparine (Lovénox®), nadroparine (Fraxiparine®, Fraxodi®), tinzaparine (Innohep®)

Antivitamines K

Propriétés – Mécanisme d'action

Action anticoagulante par inhibition des facteurs de la coagulation dont la synthèse par le foie nécessite la présence de vitamine K.

Effets indésirables
- Hémorragies : cérébrales, abdominales, hématome du psoas, intra-articulaires.
- Éruptions cutanées allergiques.
- Troubles digestifs.
- Nécroses cutanées (en cas de déficit en protéine C).

ATTENTION : pas d'injection intramusculaire chez les patients sous AVK.

Surveillance
- Bilan préalable : NFS, créatininémie, bilan hépatique, TCA, TP, protéine C.
- **Surveillance par l'INR** : premier dosage après 24 à 48 heures selon le produit, puis tous les 2 jours jusqu'à la stabilisation à deux contrôles successifs, puis 1 fois par semaine pendant 15 jours, puis 1 fois par mois.
  → **INR entre 2 et 3** : dans la plupart des indications.
  → **INR entre 3 et 4,5** : en cas d'embolies systémiques récidivantes, prothèses valvulaires mécaniques, après IDM compliqué.
- Relais de l'héparine : continuer l'héparine jusqu'à ce que l'INR soit dans la zone choisie.
- Arrêt des AVK : progressif sur une période de 2 à 4 semaines.

Produits disponibles (exemples) : acénocoumarol (Sintrom®, Minisintrom®), fluindione (Préviscan®), warfarine (Coumadine®)

OBJECTIFS DES SOINS INFIRMIERS

Diagnostics infirmiers prévalents

- Diminution de l'irrigation tissulaire
- Altération de la mobilité physique
- Risque élevé d'accident
- Dégagement inefficace des voies respiratoires
- Difficulté à se maintenir en santé
- Apprendre

ÉDUCATION THÉRAPEUTIQUE (OBJECTIFS ET THÈMES)

- Modification des habitudes de vie : diminution d'une surcharge pondérale, sevrage tabagique, lutte contre la sédentarité.
- Association tabac-pilule contraceptive.
- Reconnaissance des signes de thrombose veineuse.
- Surveillance du traitement anticoagulant éventuel.

Identifier les patients à risque de maladie thrombo-embolique et mettre en place les mesures de prévention :
- Les patients à risques :
  - Présence de varices sur les membres inférieurs.
  - Antécédents de pathologie veineuse, pathologies qui exposent à une hyper-coagulabilité du sang.
  - Immobilisation prolongée, interventions chirurgicales qui favorisent la stase sanguine (sphère du bassin et membres inférieurs), grossesse et accouchement.
  - Association de facteurs de risques : tabac, pilule, surcharge pondérale, activités socioprofessionnelles en station debout prolongée ou jambes pliées (longs trajets), exposition à la chaleur.
- Pour la thrombose veineuse superficielle d'origine bactérienne :
  - Présence de cathéters veineux.
  - Injections intraveineuses répétées : traitements, toxicomanie IV.
- Les mesures de prévention :
  - Voir l'encadré « Soins – Les mesures de prévention thrombo-embolique » p. 135.
  - Voir l'encadré « Soins – Prévention de la thrombose veineuse d'origine bactérienne » p. 132.

Dépister la survenue d'une maladie thrombo-embolique et de ses complications :
- Observation rigoureuse des membres inférieurs à l'occasion des soins quotidiens : jambes rouges, chaudes, gonflement, aspect brillant.

- Entretien avec le patient :
  • Douleur dont il faut faire préciser l'intensité, le trajet.
  • Sensation de tension, de lourdeur, sensibilité à la pression.
  • Observation de signes d'angoisse, d'agitation.
- Surveillance des constantes et de leur évolution :
  • Température, pouls : tachycardie (dépistage des signes d'embolie pulmonaire).
  • Fréquence respiratoire : contrôler la saturation en cas de dyspnée, douleur latérale à l'inspiration.
- Palpation des pouls du membre inférieur : en cas de douleur intense s'assurer de l'absence d'une ischémie.
- Mettre à disposition le matériel d'oxygénothérapie, en cas d'aggravation brutale et prévenir le médecin.

En cas de thrombose constituée et diagnostiquée :
- Installer le patient les jambes surélevées : inclinaison du lit, mousses…
- Apporter au patient une aide pour ses soins quotidiens : consignes de repos strict, réduction des mobilisations et des efforts ; levée des consignes sur prescription médicale.
- Réduire les risques de constipation (efforts) en l'aidant dans ses choix alimentaires et en maintenant une hydratation suffisante.

Contribuer à la mise en œuvre des traitements et à leur surveillance :
- Connaître les objectifs d'anticoagulation recherchés et appliquer strictement les modifications des doses d'injection prescrites.
- Respecter strictement les modalités de relais entre ces différentes thérapeutiques et leurs modalités d'arrêts.
- Planifier les examens de laboratoire aux intervalles prescrits.
- Surveiller l'efficacité du traitement médicamenteux et dépister les effets secondaires pouvant survenir : tout saignement, hémorragie nécessitent d'alerter le médecin.
- **Ne jamais réaliser d'injections intramusculaires à un patient sous anticoagulant.**

Voir tableau, ci-dessous.

ÉDUCATION THÉRAPEUTIQUE

Favoriser chez le patient ayant eu une maladie thrombo-embolique l'appropriation et le suivi de son traitement anticoagulant (AVK) :
- En s'appuyant sur les connaissances initiales du patient à propos de sa maladie, de son traitement et des examens de laboratoire, en facilitant sa compréhension (utiliser des schémas, des exemples, employer un langage simple).
- Le patient apprendra à :
  • Savoir où et quand consulter en cas de saignements (au niveau des gencives, du nez, des urines, des selles).
  • Interpréter le résultat d'INR : modalités et délais de transmission des résultats au médecin pour adaptation des doses.
  • Informer les professionnels de santé consultés : médecins, dentistes, infirmiers, kinésithérapeutes… d'un traitement anticoagulant.

Classe médicamenteuse	Effet recherché	Éléments de surveillance	Effets indésirables
Héparine non fractionnée	Inhibition du mécanisme en cascade de la coagulation	• TCA, plaquettes	Saignements : nez, gencives, digestifs (selles) Signes cutanés : éruptions, nécrose au point d'injection
Héparine de bas poids moléculaire		• Plaquettes	Saignements, hématomes, allergie
Antivitamines K	Inhibition des facteurs de coagulation qui nécessitent de la vitamine K	• INR	Hémorragies, signes cutanés (éruption, allergie, nécrose)

- Identifier les associations contre-indiquées (aspirine par exemple).
- Prévenir les coupures, les chutes, les coups, se protéger des risques de saignement dans les activités quotidiennes.
- Éviter les aliments contenant de la vitamine K (choux, abats par exemple).
- Dépister la survenue de saignements : hématomes, selles de couleur sombre.
- Prendre sa dose journalière à heure fixe et connaître la conduite à tenir en cas d'oubli de prise.
- Arrêter progressivement le traitement.

– Utiliser un carnet de suivi qui servira d'aide-mémoire : planification des prises à heures fixes et planification de la prise de sang (INR), résultats d'examens, adaptation des doses de traitement, relevé d'événements particuliers, conduite à tenir en cas d'oubli de traitement.

– **Précautions lors de la prise d'anticoagulants.** Le patient devra apprendre à :
  - Informer les professionnels de santé de la prise d'anticoagulant, port d'une carte spécifique : **jamais d'injections intramusculaires.**
  - Connaître les examens de laboratoire de surveillance : fréquence, conditions.

Envisager avec le patient à risque de thrombose les modifications à apporter dans ses habitudes de vie :

En fonction des facteurs de risque :

– Possibilités d'aide au sevrage tabagique.
– Consultation du gynécologue pour adaptation de la contraception.
– Repérer les situations de vie quotidienne permettant d'augmenter la durée et la fréquence de la marche.
– Apprendre à utiliser des bas ou bandes de contention : voir le chapitre « Varices » p. 125.
– Apprendre à observer régulièrement ses mollets, sa peau : repérer une sécheresse, une tension, une douleur.
– Modifier progressivement ses comportements alimentaires en cas de surcharge pondérale en tenant compte des goûts, des contraintes de vie.
  - Identifier les aliments à privilégier pour une alimentation variée et plus équilibrée : exemples de recettes.
  - Encourager le patient à perdre du poids.
  - Voir le chapitre « La maladie coronaire » p. 32 à 34.

Auto-évaluation : Vrai ou Faux

1. On appelle thrombose la migration d'un thrombus dans la circulation.
2. L'altération de la paroi d'une veine est l'un des facteurs qui favorise la survenue d'une thrombose.
3. Quand le thrombus se forme au niveau d'une varice on parle de thrombose veineuse superficielle.
4. La thrombose veineuse peut être d'origine bactérienne.
5. En cas de thrombose veineuse superficielle, le patient doit observer un repos au lit strict.
6. Chez un patient alité, une lourdeur et une tension dans la jambe sont normales et ne nécessitent pas de soins particuliers.
7. L'échographie-Doppler veineux est l'examen qui confirme le diagnostic de phlébite.
8. Devant une douleur latérale gênant l'inspiration il faut suspecter une embolie pulmonaire.
9. Les injections intramusculaires sont formellement contre-indiquées en cas de traitement anticoagulant.
10. Dès que l'on commence le traitement par les AVK, il faut immédiatement arrêter les injections d'héparine pour éviter tout risque hémorragique.
11. Dans la plupart des indications on cherche à obtenir une INR entre 2 et 3.
12. Un traitement anticoagulant suite à une thrombose veineuse profonde et/ou une embolie pulmonaire dure entre 3 et 6 mois.
13. Un patient sous Sintrom® (antivitamine K) s'inquiète de la coloration noire de ses selles : cette information est à transmettre au médecin.

Réponses

1. **Faux** : la thrombose est l'occlusion plus ou moins complète d'un vaisseau par un caillot; la migration d'un caillot est une embolie.
2. **Vrai** : à ce facteur lié aux vaisseaux s'ajoutent les autres facteurs liés au flux sanguin et à la coagulabilité du sang.
3. **Vrai** : on la différencie de la thrombose veineuse profonde (phlébite).
4. **Vrai** : les cathéters veineux surinfectés en sont fréquemment la cause à l'hôpital.
5. **Faux** : le patient peut marcher avec un bandage de contention qu'il conserve jour et nuit – sauf si association d'une thrombose veineuse profonde.
6. **Faux** : ce sont des signes fréquemment observés en cas de thrombose veineuse des membres inférieurs, auxquels il convient de porter une attention particulière par une observation complémentaire (gonflement, douleur, rougeur), prise de la température; le médecin doit être prévenu.
7. **Vrai** : cet examen permet d'apprécier le flux sanguin dans les veines et la présence d'un obstacle.
8. **Vrai** : l'embolie pulmonaire est une pathologie fréquente qu'il faut évoquer systématiquement devant une douleur thoracique.
9. **Vrai** : les injections intramusculaires exposent les patients sous anticoagulants à des risques de saignement, d'hématomes.
10. **Faux** : une phase de « chevauchement » entre les deux traitements est nécessaire le temps d'obtenir l'INR voulue, c'est-à-dire une anticoagulation efficace avec les AVK.
11. **Vrai** : l'INR à 1 correspond à une absence de traitement, une INR entre 2 et 3 correspond à une anticoagulation efficace pour les thromboses veineuses, une INR est souhaitée à 3 ou au-delà dans les récidives d'embolies et pour les patients porteurs de prothèses valvulaires.
12. **Vrai** : c'est la raison pour laquelle l'information et l'éducation du patient sont essentielles.
13. **Vrai** : une coloration noire des selles est en faveur d'un saignement d'origine digestif qu'il faut suspecter en cas de traitement anticoagulant; le médecin doit être prévenu.

CARDIOMYOPATHIES

L'essentiel à retenir

- Maladies du muscle cardiaque associées à une dysfonction cardiaque dont la gravité est due au risque de mort subite et à l'évolution vers une insuffisance cardiaque.
- Origine souvent familiale devant conduire à une enquête auprès des personnes apparentées.
- Les causes des formes primitives, longtemps appelées idiopathiques, se dévoilent progressivement du fait des progrès de la génétique.
- La principale cause des formes secondaires est l'éthylisme chronique.
- La cardiomyopathie dilatée est la première indication de transplantation cardiaque chez le sujet jeune et en bon état général.
- Un patient transplanté devient un malade chronique dont la prise en charge psychologique ainsi que celle de son entourage est indispensable : annonces du diagnostic et des traitements, examens invasifs répétés, traitements anti-rejets à vie…
- La cardiomyopathie hypertrophique est la première cause de mort subite chez l'athlète.

1. CARDIOMYOPATHIE DILATÉE

DÉFINITION ET CAUSES

- Dilatation des ventricules et des oreillettes ainsi que des anneaux valvulaires mitraux et tricuspides.
- Mécanisme : dégénérescence des cellules musculaires avec une fibrose interstitielle.
- Origine génétique (contexte familial) dans 25 % des cas.
- Autres causes : inflammatoire (viral ou auto-immun), toxique (alcool, chimiothérapie) ou carentielle (vitamine B_1, sélénium).

ÉPIDÉMIOLOGIE

- Incidence annuelle : 6 pour 100 000 habitants.
- Apparition à l'âge adulte (entre 20 et 50 ans).
- Prédominance masculine : 3 fois plus d'hommes touchés.
- 3 fois plus fréquent chez les personnes d'origine africaine que caucasienne.

SIGNES ET SYMPTÔMES

- Parfois découverte fortuite : gros cœur à la radio, anomalies sur l'électrocardiogramme ou enquête familiale.
- Principaux symptômes :
  - Dyspnée d'effort.
  - Palpitations (souvent liées à une arythmie par fibrillation auriculaire), parfois syncopes.
  - Signes d'insuffisance cardiaque gauche (asthénie, fatigue musculaire) puis droite (œdèmes des membres inférieurs).

INVESTIGATIONS

- Radiographie de thorax : cœur augmenté de volume.
- Échocardiographie : dilatation du ventricule gauche qui se contracte mal (hypokinésie).
- Parfois coronarographie, scintigraphie myocardique, voire biopsie myocardique.

ÉVOLUTION, COMPLICATIONS ET PRONOSTIC

- Longue période de développement asymptomatique.
- Évolution : très fréquente vers une insuffisance cardiaque progressive.
- Pronostic :
  - 25 % de mortalité à 5 ans des patients symptomatiques.
  - Décès le plus souvent dû à une insuffisance cardiaque résistante au traitement, une mort subite ou d'embolies pulmonaires ou artérielles.
  - Possibilité d'état stationnaire pendant des années.

THÉRAPEUTIQUE

- Traitement médical :
  - Traitement de l'insuffisance cardiaque (voir p. 40).
  - Traitement des éventuels troubles du rythme (voir p. 62).
  - Traitement anticoagulant (en particulier en cas de caillots dans l'oreillette dans le cadre d'une fibrillation auriculaire).
- Au stade d'insuffisance cardiaque réfractaire au traitement : transplantation cardiaque.
- Nécessité d'un dépistage précoce et d'une surveillance dans les formes familiales.

2. CARDIOMYOPATHIE HYPERTROPHIQUE

DÉFINITION ET CAUSES

- Augmentation de la masse du muscle cardiaque avec une hypertrophie du ventricule gauche (prédominant au niveau du septum dans 90 % des cas) sans dilatation.
- Mécanisme : désorganisation cellulaire avec fibrose → bien que le muscle soit plus gros, il n'est pas plus puissant.
- Cause : maladie génétique, familiale dans près de 60 % des cas avec une transmission autosomique dominante à pénétrance variable.

ÉPIDÉMIOLOGIE : incidence annuelle : 2,5 pour 100 000 habitants.

SIGNES ET SYMPTÔMES

- Souvent découverte fortuite chez l'adolescent ou l'adulte jeune : souffle cardiaque, anomalies électrocardiographies, enquête familiale.
- Signes peu typiques et variables : dyspnée, douleurs thoraciques, syncopes (souvent à l'effort) ou signes d'insuffisance cardiaque.

INVESTIGATIONS

- Électrocardiogramme : signes d'hypertrophie ventriculaire gauche et autres anomalies.
- Échocardiographie : diagnostic, bilan et surveillance de la maladie.
- Parfois : scintigraphie au thallium et tomographie à émission de positons (TEP).

ÉVOLUTION, COMPLICATIONS ET PRONOSTIC

- **Principale complication : mort subite par trouble du rythme cardiaque.**
- Autres complications : insuffisance cardiaque, fibrillation auriculaire (avec risque d'accident vasculaire cérébral ou d'autres accidents emboliques), endocardite infectieuse.
- Taux annuel de mortalité : environ 4 %.

THÉRAPEUTIQUE

- Hygiène de vie :
  - Interdiction du sport de compétition ou d'une activité sportive intense.
  - Prévention de l'endocardite en cas de gestes médicaux à risque (voir p. 94 et 95).
- Traitement médical : bêtabloquants (propranolol [par ex. Avlocardyl®]) et inhibiteurs calciques (vérapamil [par ex. Isoptine®]).
- Si traitement médical insuffisant : possibilité de résection d'une partie du septum par voie chirurgicale (myotomie-myectomie de Morrow).
- Chez les patients à haut-risque de mort subite : pose d'un défibrillateur automatique.
- Conseil génétique dans les familles atteintes.

3. CARDIOMYOPATHIE ARYTHMOGÈNE DU VENTRICULE DROIT

- Anomalie du ventricule droit qui est dilaté avec des parois amincies (remplacement des cellules du myocarde par une fibrose).
- Cause fréquente de mort subite (par trouble du rythme ventriculaire) chez le sujet jeune.
- Dans 1/3 des cas : maladie familiale de transmission autosomique dominante.
- Examens diagnostiques : électrocardiogramme, échographie, scintigraphie ventriculaire à contraste de phase, ventriculographie droite.
- Traitement : antiarythmiques, ablation par radiofréquence (à l'aide d'une sonde introduite dans le cœur par voie vasculaire, destruction du tissu cardiaque générant des excitations inappropriées à l'origine du trouble du rythme) ou chirurgie, défibrillateur implantable.

Comprendre – Le défibrillateur implantable

- **Objectif** : traiter les troubles du rythme ventriculaire pouvant menacer la vie du patient à court terme (implantation décidée après échec des autres traitements : médicaments, ablation, chirurgie).
- **Implantation** : identique à celle d'un pacemaker.
- **Fonctionnement** : surveillance en permanence de l'ECG et délivrance d'un choc (de 1 à 34 Joules) en cas de fibrillation ventriculaire. En cas de ralentissement, l'appareil peut également stimuler le ventricule comme un pacemaker.

Soins – Surveillance d'un patient porteur d'un défibrillateur implantable

- **Post-opératoire** : surveillance quelques jours à l'hôpital pour vérifier le bon fonctionnement de l'appareil et la cicatrice (comme pour un pacemaker).
- **Surveillance au long cours** (dans un centre spécialisé) : surveillance du fonctionnement du boîtier, interrogation de l'appareil sur la nature et la fréquence des événements détectés. Durée de vie : 4-5 ans.
- **Précautions de la vie quotidienne** :
  - Risques en cas d'actes médicaux utilisant des appareils électriques (interventions chirurgicales, dentaires, kinésithérapie).
  - Conduite automobile : déconseillée (mais pas de législation), contre-indication de la conduite des poids-lourds et des transports en commun.
  - Sports à risque (parapente, escalade, plongée sous-marine…) : déconseillés du fait des conséquences que peut avoir le malaise qui précède ou suit la délivrance du choc.

OBJECTIFS DES SOINS INFIRMIERS

Diagnostics infirmiers prévalents

- Intolérance à l'activité
- Diminution du débit cardiaque
- Sentiment d'impuissance

Reconnaître les signes d'une insuffisance cardiaque :

– Voir le chapitre « Insuffisance cardiaque » p. 39.

Informer et préparer le patient aux principaux examens diagnostiques :

– Échocardiographie :
  - Permet d'apprécier l'état des parois, des cavités, des valvules cardiaques et des flux sanguins.
  - Examen non invasif, non douloureux.

– Scintigraphie myocardique :
  - Permet d'apprécier la vitalité et la vascularisation du myocarde.
  - Injection éventuelle d'un traceur : prévenir les problèmes d'allergie, se référer aux protocoles de radiologie.
  - Protocole de préparation avant l'examen et au retour : précautions alimentaires, surveillance si injection.

Accompagner le patient dans la compréhension et l'acceptation des changements qui surviennent dans sa vie :

– Repérer les signes d'anxiété, l'inquiétude relative à l'évolution de la maladie et des traitements.
– Interdiction du sport intense.
– Suivi médical au long cours : traitements et examens complémentaires.
– Autosurveillance de son défibrillateur : voir l'encadré « Soins – Surveillance d'un patient porteur d'un défibrillateur implantable » p. 148.

Auto-évaluation : Vrai ou Faux

Vous retenez comme caractéristiques communes aux myocardiopathies :

1. Elles sont fréquemment d'origine familiale.
2. Le risque de mort subite est faible.
3. Une cardiomyopathie peut survenir chez l'alcoolique chronique.
4. Elles peuvent évoluer vers l'insuffisance cardiaque.

Réponses

1. **Vrai** : elles conduisent à effectuer une enquête familiale.
2. **Faux** : en raison des troubles du rythme pouvant survenir à tout moment et notamment à l'occasion d'un effort.
3. **Vrai** : c'est une forme dite secondaire, par rapport aux formes primitives qui touchent plutôt le sujet jeune et sont découvertes fortuitement.
4. **Vrai** : c'est une évolution fréquente et grave.

ANNEXE

Les précautions « standards » à respecter lors de soins à tout patient.

	Recommandations
Lavage et/ou désinfection des mains	• Après le retrait des gants, entre deux patients, deux activités • Des fiches techniques doivent décrire la technique à utiliser dans chaque cas
Port de gants **Les gants doivent être changés entre deux patients, deux activités**	• Si risque de contact avec du sang, ou tout autre produit d'origine humaine, les muqueuses ou la peau lésée du patient, notamment à l'occasion de soins à risque de piqûre (hémoculture, pose et dépose de voie veineuse, chambres implantables, prélèvements sanguins...) et lors de la manipulation de tubes de prélèvements biologiques, linge et matériel souillés... ET • Lors de tout soin, lorsque que les mains du soignant comportent des lésions
Port de surblouses, lunettes, masques	Si les soins ou manipulations exposent à un risque de projection ou d'aérosolisation de sang, ou tout autre produit d'origine humaine (aspiration, endoscopie, actes opératoires, autopsie, manipulation de matériel et linge souillés...)
Matériel souillé	• Matériel piquant/tranchant à usage unique : ne pas recapuchonner les aiguilles, ne pas les désadapter à la main, déposer immédiatement après usage sans manipulation ce matériel dans un conteneur adapté, situé au plus près du soin, et dont le niveau maximal de remplissage est vérifié • Matériel réutilisable : manipuler avec précautions le matériel souillé par du sang ou tout autre produit d'origine humaine • Vérifier que le matériel a subi un procédé d'entretien (stérilisation ou désinfection) approprié avant d'être réutilisé*
Surfaces souillées	Nettoyer et désinfecter avec un désinfectant approprié les surfaces souillées par des projections ou aérosolisation de sang, ou tout autre produit d'origine humaine
Transport de prélèvements biologiques, de linge et de matériels souillés	Les prélèvements biologiques, le linge et instruments souillés par du sang ou tout autre produit d'origine humaine doivent être transportés dans un emballage étanche, fermé
Si contact avec du sang ou liquide biologique**	• Après piqûre, blessure : lavage et antisepsie au niveau de la plaie • Après projection sur muqueuse (conjonctive) : rinçage abondant

* L'évaluation du risque de transmission de la maladie de Creutzfeldt-Jakob conduit à mettre en œuvre les mesures indiquées dans la circulaire n° 100 du 11 décembre 1995 relative aux précautions à observer pour la prévention de la transmission de la maladie de Creutzfeldt-Jakob.

** Circulaire DGS/DH/DRT/DSS n° 98-228 du 9 avril 1998 relative aux recommandations de mise en œuvre d'un traitement anti-rétroviral après exposition au risque de transmission du VIH.

INDEX